U0250977

No.1

0～3岁测量身高（长）示意图

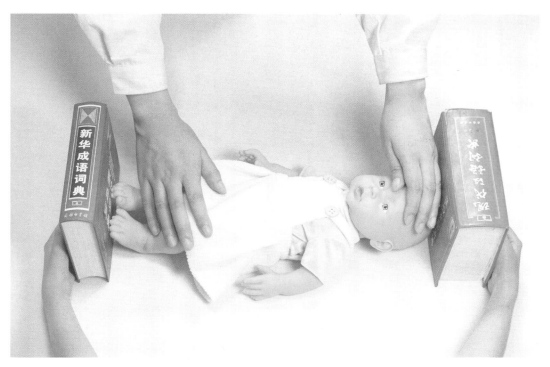

正面图

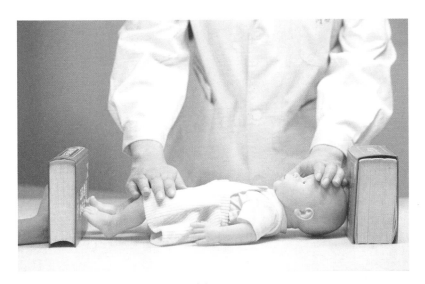

侧面图

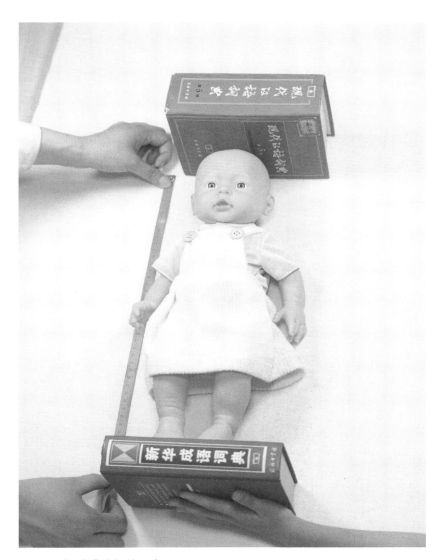

用尺子测量字典之间的距离

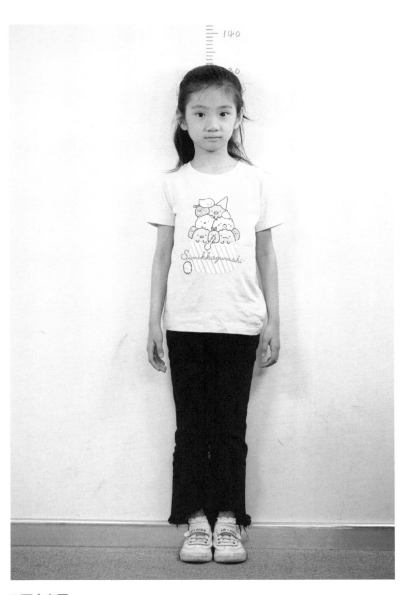

正面全身图

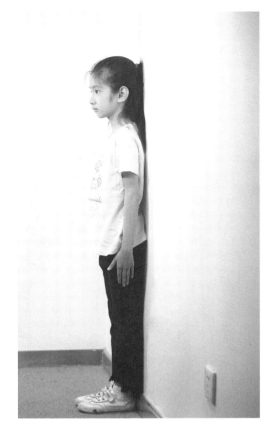

侧面全身图

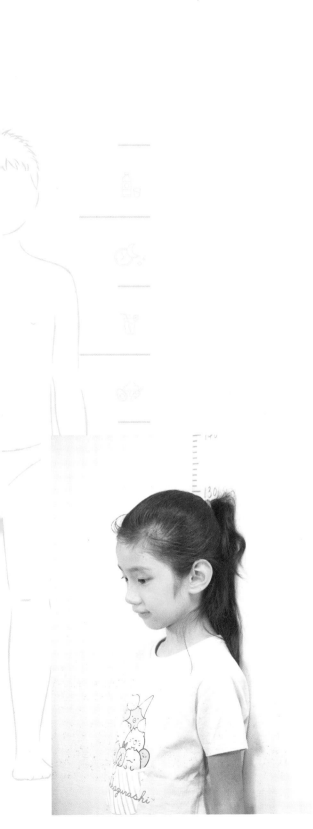

错误示范图

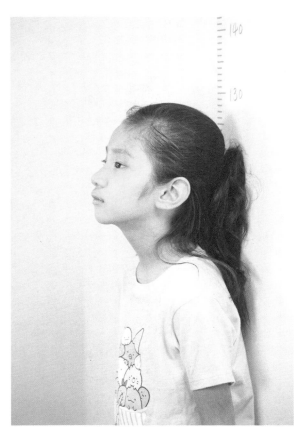

错误示范图

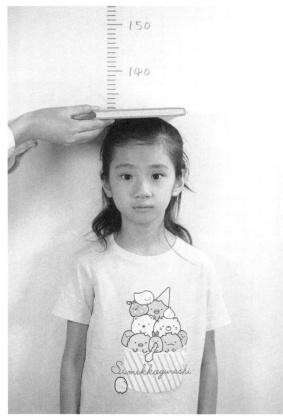

正面半身图

No.3

七步洗手法

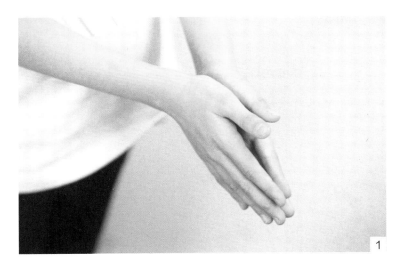

1

掌心搓掌心

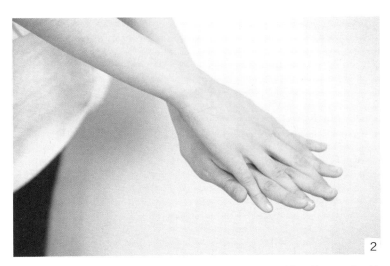

2

搓手背，两手互换

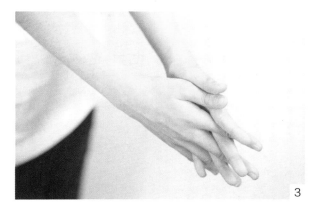

3

手指交错搓

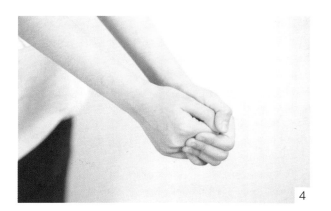

4

两手互握，擦指背，两手互换

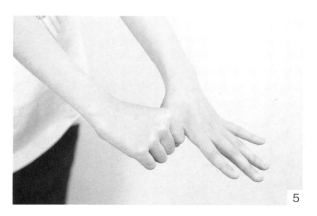

5

拇指在掌中转动，两手互换

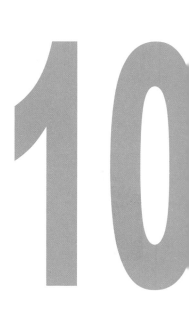

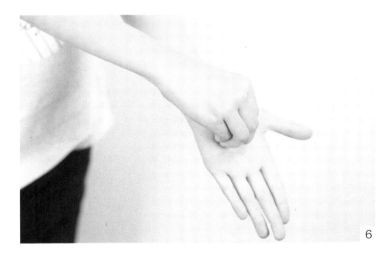

6

指尖摩擦掌心，两手互换

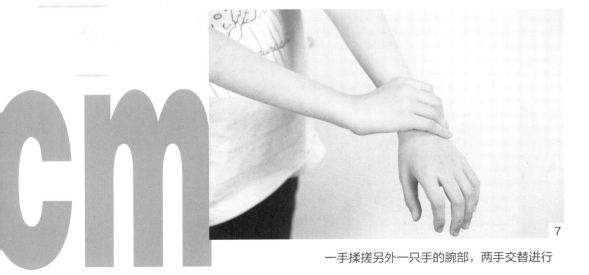

7

一手揉搓另外一只手的腕部，两手交替进行

身姿矫正法示意图

侧面全身示意图

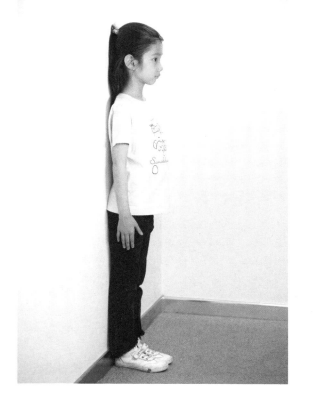

错误示意图

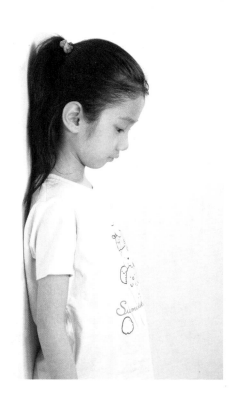

No.5

生长激素注射步骤图

生长激素注射部位展示

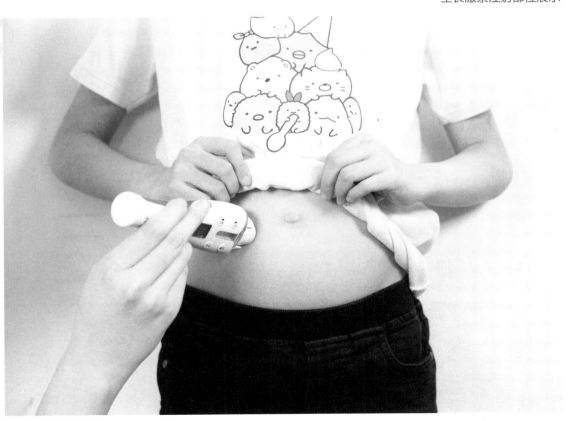

粉剂注射备用物品

1. 打开瓶口
2. 消毒瓶口
3. 打开安瓿瓶（1）
4. 打开安瓿瓶（2）
5. 吸入注射用水
6. 溶解制剂
7. 吸取药液
8. 消毒注射部位（演示用）
9. 进行注射

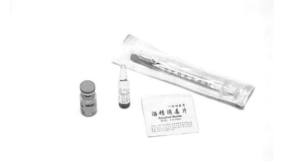

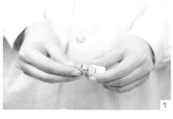

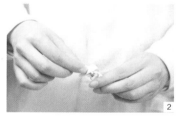

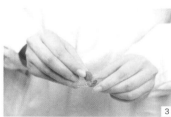

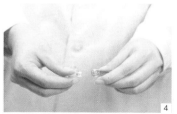

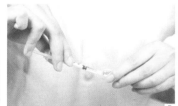

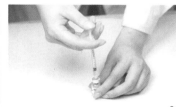

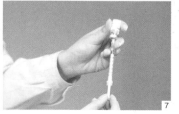

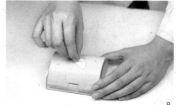

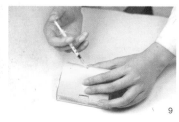

短效水剂注射备用物品

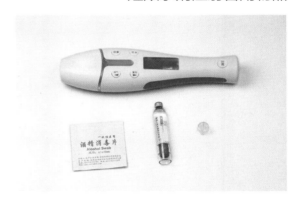

1. 设置电子笔
2. 安装药品
3. 消毒瓶口
4. 安装一次性针头
5. 消毒注射部位，并进行注射

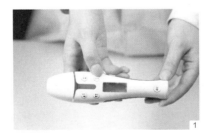

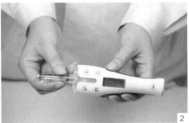

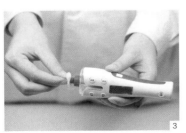

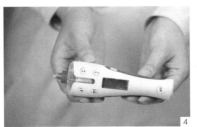

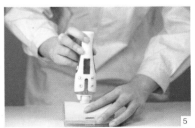

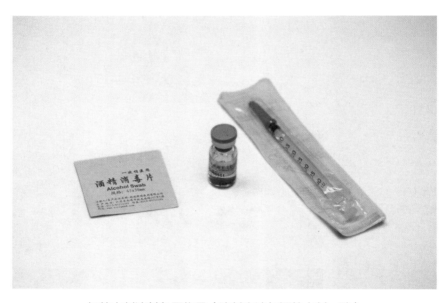

长效水剂注射备用物品（注射方法与短效水剂一致）

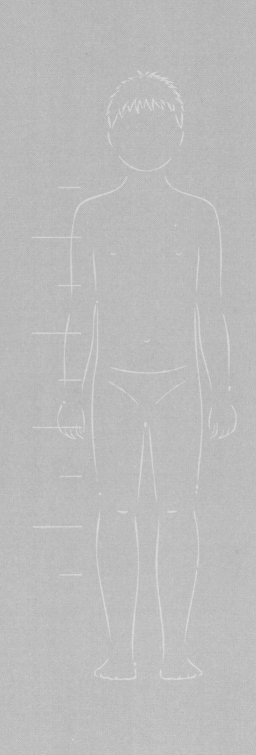

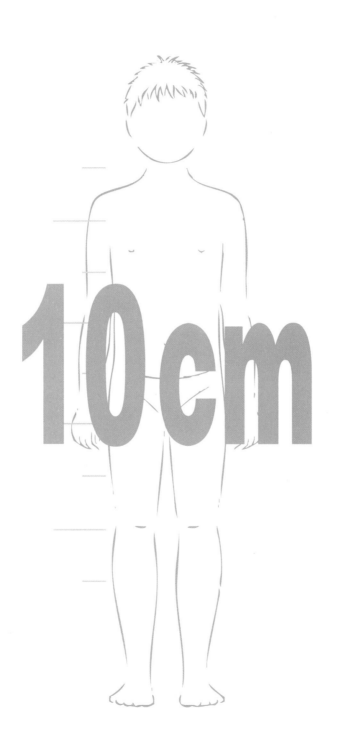

协和专家说长高

含增高食谱 —— 增订本

北京协和医院主任医师
教授 | 博士生导师 | 潘慧 著

科学技术文献出版社
SCIENTIFIC AND TECHNICAL DOCUMENTATION PRESS

·北京·

图书在版编目（CIP）数据

协和专家说长高 ：含增高食谱 / 潘慧著 . — 增订本 . — 北京：科学技术文献
出版社，2022.2（2025.3重印）

ISBN 978-7-5189-8432-9

Ⅰ . ①协… Ⅱ . ①潘… Ⅲ . ①身高—生长发育 Ⅳ . ① R339.31

中国版本图书馆 CIP 数据核字（2021）第 199125 号

协和专家说长高 ：含增高食谱

责任编辑：吕海茹　　　　　　责任校对：张吲哚　　　　　　责任出版：张志平

出　版　者　科学技术文献出版社
地　　　址　北京市复兴路 15 号　邮编　100038
编　务　部　（010）58882938，58882087（传真）
发　行　部　（010）58882868，58882870（传真）
邮　购　部　（010）58882873
销　售　部　（010）82069336
官 方 网 址　www.stdp.com.cn
发　行　者　科学技术文献出版社发行　全国各地新华书店经销
印　刷　者　河北鹏润印刷有限公司
版　　　次　2022 年 2 月第 1 版　2025 年 3 月第 11 次印刷
开　　　本　700×990　1/16
字　　　数　280 千
印　　　张　20.25　彩插 16 面
书　　　号　ISBN 978-7-5189-8432-9
定　　　价　65.00 元

我是北京协和医院内分泌科主任医师、教授，在矮小专科门诊已经坐诊 25 年，治疗了 10 余万矮小患儿。

在矮小专科门诊坐诊时，我常常从下午 2 点一直忙到晚上 9 点，几乎不间断地接待患者。在这期间，遇到最多的就是家长带着上小学或者中学的孩子来找我，忧心忡忡地问："潘大夫，我们家的孩子个子矮，在班里的座位越来越靠前，有没有什么好的办法能让孩子再长高一些呢？"

有的家长甚至一进门，就扑通一声跪下了，声泪俱下地问我："潘大夫，您能不能帮帮我的孩子？"

如果孩子骨龄比较小，其实还有很多办法可以进行干预，能让孩子健康且快速地达到比较理想的身高。但是，很多家长带着孩子来就诊时，孩子的骨骺已经闭合了。这就意味着，即使我想帮孩子长高也无能为力了。每当这个时候，作为医生的我都会感到非常无奈、非常痛苦，也非常心酸。

在 20 多年里，我遇到了太多类似的例子。

比如，我的诊室来过一个 14 岁的小姑娘，刚上高一，梦想是考上舞蹈学院，但测量身高之后，发现只有 152 厘米。大部分舞蹈学院的入学条件比较严格，对身高的硬性要求一般是 165 厘米以上。所以，趁着暑假，家长就带着孩子来到医院，希望我能帮忙想想办法，让孩子再长高十几厘米。

我给她做完了相应的检查之后发现，她的骨龄已经接近成人骨龄了。这意味着她的骨骺已经接近完全闭合，想再长高，也没有生物学基础了。

我只能遗憾地告诉孩子的父母："如果孩子早点儿进行身高管理，是完全能够长到 165 厘米的。但是她的骨骺已经接近闭合，不可能再长高了。"

这个小姑娘从小到大学习舞蹈，本身也很有天赋，但最终只能与梦想擦肩而过。

这样的例子看起来很残酷，在矮小专科门诊，我一天最多的时候可以遇到 8~10 个类似的病例。尤其每年高考之后，很多家长会带着孩子一起来到门诊，看看孩子能不能再长高一点儿。因为非常多的特殊行业，以及高等院校的特殊专业，对于身高有着严苛的要求。但是拍了骨龄片一看，大部分孩子在这个时候骨骺都已经闭合了，没有办法再长高。

于是，那些从军梦、舞蹈梦、主持梦、演艺梦可能就此破灭。

然而，让我非常着急的是，大部分孩子的父母根本没有对小孩进行身高管理的意识。这样的遗憾，在我的门诊频繁地上演着。

在孩子的身高这件事情上，很多父母存在着巨大的误区，在此我只举几个最常见的误区。

第一个误区：

父母觉得，自己个子高，孩子肯定矮不了。

现在很多人觉得，大家生活富足了，营养也都能跟得上了，那么孩子肯定会比父母个子更高，毋庸置疑。

但是，在我多年接触的案例中，也有很多情况刚好相反——父母个子高，但孩子并没有达到理想身高，甚至很多孩子比父母矮。

我曾经遇到一个病例，父母都不矮，父亲身高在 170 厘米以上，母亲也达到了 160 厘米，两人都不矮，但他们的女儿在 14 岁的时候，只有 153 厘米。拍了骨龄片之后，发现孩子的骨骺已经闭合了，也就是说，孩子的最终身高远远低于父母的身高。

这样的情况其实非常多，由于父母对孩子身高管理的不重视，中国超过一半的儿童，连遗传身高都没有达到。

第二个误区：
父母消极地认为，自己个子矮，孩子注定长不高。

事实上，遗传因素只能决定身高的 70%，营养、睡眠、运动、情绪这些后天因素，对身高的影响能达到 30%。

千万别小看这 30%，它意味着即使父母个子不高，孩子也完全能够达到理想身高。

两年前，一位妈妈带着一对双胞胎女孩，来到北京协和医院的矮小专科门诊找我咨询。

这对双胞胎当时刚好 10 岁。原本两个孩子性格活泼开朗，但是上了四年级之后，忽然之间就变得沉默寡言、心事重重了，询问了原因才知道，原来姐妹俩在学校经常被同学叫作"矮冬瓜"。这时父母才意识到，孩子这两年的确没有怎么长个儿，父母一下子就着急了，不停地给孩子喝牛奶、吃钙片，但直到孩子 10 岁上五年级的时候，还是全班最矮的。

在仔细检查诊断之后，我给两个孩子制订了一套身高管理的方案，孩子的妈妈回家之后，非常认真地按照方案来执行，3 个月之后，孩子来复诊。这时，姐姐长高了 2.5 厘米，妹妹长高了 3.5 厘米。

我结合两个孩子的骨龄进行了预测，如果她们一直严格地按照我们的方案来，都有机会长到160厘米。虽然160厘米对于大家来说好像不算高，但她们的父母都偏矮，这已经远远超过了他们曾经预期的身高。

很多父母认为，自己本身身高就不高，对于孩子能长高也基本不抱有希望，哪知孩子的身高"七分天注定，三分靠后天"，所以父母对孩子身高的关注态度其实可以更加积极一些。

第三个误区：

盲目地给孩子注射生长激素。

很多父母能够意识到要帮助孩子做身高管理，但是方法却用错了。最常见的一个，就是滥用生长激素。临床上应用生长激素治疗矮小的适应证已有40多年了，总的来说是一种非常安全的替代治疗手段，能够帮助孩子快速地长高。

很多父母从一些医疗机构了解到了生长激素，所以几乎把希望都寄托在这上面了。有的父母一进到诊室，就急切地让我给孩子注射生长激素。虽然生长激素是一种非常安全的药，但也不是轻易就能打的。我们首先要诊断清楚，孩子是什么原因引起的矮小，这必须由专业的医生来做充分的评估和检查，最后才能决定是否注射生长激素进行治疗。

曾经发生过这样的例子：一个10岁的小朋友注射生长激素3个月，结果视力下降，后来失明了。当父母把孩子带到诊室时，我给他做了检查，发现他的矮小是由于下丘脑垂体的区域长了一个2厘米的肿瘤，影响了垂体分泌生长激素。而用生长激素以后，就相当于火上浇油，导致瘤体增大，压迫视神经，继而影响到孩子的视力。有些不太负责任的医疗机构，大夫可能会直接就给孩子进行生长激素治疗，导致生长激素滥用的情况非常严重。对我来说，医疗手段干预孩子的生长发育是一定要慎重的，我不赞成盲目地给孩子打生长激素，所以我的门诊不叫"开药门诊"，而被称为"停药门诊"。很多孩子在其他医院或者诊所打了生长激素，我还会劝阻，让孩子停止注射生长激素。

要想让孩子健康地成长，最重要的并不是用医疗手段进行干预，而是从生活的各个方面，让孩子养成正确的习惯。

第四个误区：
饮食上不加控制。

我在门诊见过很多"小胖墩儿"，其中让我印象最深刻的，是一个小男孩。

父母带这个男孩来找我的时候，孩子已经胖到没有办法走路了。虽然只有七八岁，但他的体重甚至快要超过一个成年人了，他的骨骼承受不了这个重量，所以只能坐着特制的轮椅，被父母推着来医院。

我询问了情况之后，发现导致他过度肥胖的主要原因是饮食习惯不好——暴饮暴食、挑食偏食、爱吃零食，并且从小到大几乎只喝可乐，不喝水。

饮食习惯不好，孩子可能会出现过度的肥胖。肥胖在某种意义上来说是隐性的营养不良，由于摄入热量过高，孩子虽然看着胖，但营养的摄入是不均衡的。对于 8 ~ 14 岁的孩子来说，肥胖还会极大地提高性早熟的概率，尤其值得我们提高警惕。

以上四个误区，只是冰山一角。大部分父母对于孩子身高方面的知识，都只是碎片化的，缺乏系统、科学的指导。甚至很多父母还会迷信一些老的观念和经验，依赖一些无意中听到的偏方，或者到处求医问药，给孩子滥用一些口服增高药、补品等。而吃错了药，不仅不能促进孩子长个儿，反而还会贻误孩子生长的良机，甚至导致孩子性早熟，对孩子造成极大的伤害。

这也就是我创作本书的初衷，希望各位父母，即使不去医院，也能有意识地用科学的方法来帮助孩子健康、快乐地成长，达到理想的身高。

本书是我行医 25 年以来通过理论结合实践，总结出来的管理孩子身高的系统、科学的方法和经验。希望能够帮助各位父母，了解与孩子生长发育相关的正确知识，辨别谣言。

决定孩子身高，有三个关键时期：婴幼儿时期（0~3岁）、学龄期（3~7岁），以及青春期（8~14岁）。对于每个阶段的孩子，生理状况不同，我们所关注的侧重点也不同，给出的方法也会有一些针对性。

我将从睡眠、饮食、运动、情绪、心理、医疗干预等与孩子生长发育密切相关的方方面面，给各个年龄段的孩子提出一些有效的建议，为0~14岁的孩子，制订更加适合的长高方案。

最后，我本人也是一名7岁女孩的爸爸。其实在没有孩子之前，对于长高的知识和方法，我自己都说得很理论化，也会站在医生的角度给父母们很多指导。但自从有了孩子，我才深刻地体会到，只停留在理论上是完全不够的，因为小朋友并不是提线木偶，不会乖乖地按照大人的命令来执行。我们在帮助孩子进行身高管理的过程中，可能会遇到很多的"坎儿"。所以，如何把科学的理论和方法融入育儿的每个细节中，是一件非常考验智慧的事。

在书中，我也会给大家分享一些切实、有效、接地气的方法。这些方法，都是我在与我女儿相处的过程中慢慢总结出来的，应该能够称得上是理论和实践的结合。

希望本书能够真正地帮助到大家，让每个孩子都能健康、愉快地成长！

自序 2　通过
后天努力，孩
子能比预期多
长高 10 ~ 20
厘米

曾有无数父母来问我："我俩个子都矮，孩子能长高吗？"我都会回答他们，只要孩子的骨骺未闭合，还在骨骼的生长期之内，通过调整饮食、作息等生活习惯，就极有可能比遗传身高高出至少 10 厘米。

为什么我敢这么肯定地说孩子能多长高 10 厘米呢？这绝对不是空口无凭。

在生活中，大家往往更看重遗传身高，而忽视了后天的作用。很多家长个子不高，所以总是消极地认为，孩子也只能跟自己一样矮。而事实上，身高受两大因素的影响。

第一是先天因素，也就是遗传因素，父母身高遗传占孩子成年身高的 70%；第二是后天因素占 30%。

在门诊，很多父母经常会问："潘大夫，后天因素才占到 30%，是不是太少了？"这个数据听起来似乎不是很吸引人。

我告诉大家，假设妈妈的身高是 160 厘米，以妈妈的身高为基数，如果后天因素占到 30%，大家可以想象一下，那么对孩子身高的影响能高达 48 厘米。但如果通过科学的方法，孩子有可能多长高 20 厘米。即使我们保守一点儿，多长出 10 厘米也是极有可能的。

我给大家用具体的数据和公式说明一下这个结论吧。

我们说的遗传身高，是指根据父母的身高，预测出来孩子未来的身高。我们可以把这个预测出来的身高称为"遗传靶身高"。

怎样计算遗传靶身高呢？我在这里为大家提供两个计算公式。

男孩的遗传靶身高＝（父亲身高＋母亲身高＋13 厘米）÷2

说明：将父亲的身高加上母亲的身高，再加上 13 厘米，最后除以 2，得出的具体数值就是男孩的遗传靶身高。

之后，再加或者减 7.5 厘米，得出的两个数值就是我们对男孩身高的预测值范围。

女孩的遗传靶身高＝（父亲身高＋母亲身高—13 厘米）÷2

说明：将父亲的身高加上母亲的身高，再减去 13 厘米，最后除以 2，得出的具体数值就是女孩的遗传靶身高。

之后，再加或者减 6 厘米，得出的两个数值就是我们对女孩身高的预测值范围。

举一个例子。一个男孩，如果父亲的身高是 170 厘米，母亲的身高是 157 厘米，套用上面的公式：

（170 厘米＋ 157 厘米＋ 13 厘米）÷ 2 ＝ 170 厘米

这个男孩的遗传靶身高是 170 厘米。

这个数值加上或者减去 7.5，就是孩子遗传身高的范围。加上 7.5 厘米就是 177.5 厘米（1.775 米），减去 7.5 厘米就是 162.5 厘米（1.625 米）。

也就是说，孩子身高范围可能在 1.625 米到 1.775 米。

那么，在什么情况下孩子是 1.625 米，又在什么情况下孩子是 1.775 米呢？这就要靠后天的努力来决定了。如果孩子不注意一些关键的生活习惯，就有可能只有 1.625 米，比父亲还矮 7.5 厘米。

而通过后天的努力，孩子完全可以达到1.775米，远远超过父亲的身高。只要我们懂得科学知识，充分发挥孩子的生长潜能，孩子很可能会比父亲高得多。

也就是说，即使是一对身材比较矮小的父母，他们的孩子通过后天的努力，也完全可以达到非常理想的身高。

所以，我希望父母科学认识这两个因素对身高的影响，先天的遗传因素既然已经改变不了，可以辅助孩子通过后天的努力，达到理想的身高。

我将进一步介绍如何充分发挥孩子的生长潜能，如何科学解决先天因素和后天因素所占的比例。你的孩子将会有一个充分的成长空间。

本书使用说明

决定孩子身高的，主要包括三个关键的黄金时期：婴幼儿时期（0~3岁）、学龄期（3~7岁），以及青春期（8~14岁）。对于每个年龄段的孩子，由于生理状况不同，我们所关注的侧重点也不同，给出的长高方案也会各有针对性。

所以，为了方便各位父母在阅读本书时更加便捷、高效，我在撰写本书时，采取了"检索式"体例。

* 在第一部分，我将为父母讲授0~3岁的孩子在生长发育中的注意事项，以及促进婴幼儿健康成长的方法。

* 在第二部分，我将为大家分享3~7岁的孩子应该怎样养成好的生活习惯，为未来的身高奠定好基础。

* 在第三部分，我将会重点分享8~14岁孩子在生长发育中该注意的问题，让孩子能够真正地抓住青春期的机会，长到理想身高。

我会从睡眠、饮食、运动、情绪、心理、医疗干预等与孩子生长发育密切相关的各个方面，给每个年龄段的孩子制订长高方案。

父母不妨直接找到与孩子各年龄段相对应的内容部分来阅读。

各个年龄段长高方案的特殊性

每个年龄段的孩子都有他们的特殊性，我为孩子们制订的长高方案也有所区别。比如对于0~3岁的孩子，他们处于婴幼儿时期，各方面生理机能都还不成熟，所以在身高（长）监测、饮食、运动、医疗手段等方面，都比其他年龄段更特殊。

而3~7岁的孩子，已经有了一定的自我意识，我们不仅要关注他们的生理状况，还要关心他们的情绪和心理。

对于8~14岁的孩子来说，很大一部分都会逐渐进入青春期。在这个阶段，他们学业繁重、饮食不规律，也容易由于各种不良的生活习惯而引发性早熟，还会产生焦虑、自卑等情绪，所以我们也会重点说到这些问题的解决方案。

各个年龄段长高方案的相似性

孩子在成长的时候，虽然会经历不同的阶段，但在生长发育上，我们遇到的很多问题都是相似的。因此，我们在制订长高方案时，也会有相似的部分。比如在睡眠、运动方面，3~7岁的孩子和8~14岁的孩子的注意事项比较类似。

再比如，在细节管理上，"如何给孩子制造更好的睡眠氛围""如何让孩子在睡觉这件事情上养成仪式感"……这些方法对每个年龄段的孩子都非常有效。在创作本书的过程中，即便我做不到面面俱到，也希望能尽量保证内容上的完整和详细。所以，我认为非常重要的细节，会同时出现在 0~3 岁、3~7 岁、8~14 岁三个年龄段的内容中，目的就是避免有的父母由于时间繁忙，只看和自己孩子年龄段相关的内容，而遗漏关键的细节。这样，父母只需找到孩子对应的年龄段，就能收获全面、系统的知识和方法。

这种"检索式"的内容结构，能够让父母即便时间有限，也可以正确地管理孩子在每个年龄段的身高。

我相信，你对孩子的每一个理解和支持，都有可能改变孩子的人生。

目录
CONTENTS

目录
CONTENTS

第二部分

3 ~ 7 岁的孩子，如何激发生长潜力

第三部分

8 ～ 14 岁，抓住最后的发育时期，让孩子达到理想的终身高

目录
CONTENTS

第一部分

0～3岁的孩子
如何健康地生长

0～3岁是孩子长个儿的第一个黄金时期，是孩子长高速度最快的周期，老话讲一天一个样。但是这个周期有它的特殊性和不确定性。

在这个黄金时期，如果想让孩子尽量健康、快速地成长，我们一定要关注四个重要的因素：第一个是新生儿的喂养；第二个是睡眠；第三个是运动；第四个是辅助的医疗手段——我们可以使用适当的医疗手段，来帮助孩子健康地成长。

这四个因素，对于帮助0～3岁的孩子充分挖掘生长潜能有十分重要的意义。

我在前面说过，后天的努力对于身高的影响高达30%。那么我们保守估计，只要通过科学的喂养以及适当的运动，充分挖掘孩子的生长潜能，让每个孩子多长高10厘米不是不可能。

我希望父母早用科学的知识了解这个时期的特殊规律，对孩子进行科学喂养，充分帮助孩子养成健康的生活习惯，这样就能更好地挖掘孩子的生长潜能。

正确监测孩子的身高（长），真正了解孩子的生长状况

0～3岁的孩子还不能自己稳稳地站直，这个时期我们一般用"身长"来表达孩子的身高。

为什么正确地监测孩子的身高（长）很重要呢？

因为监测身高（长）的方法不对，会出现很多严重的后果。

在我的门诊，经常会碰到有些父母不监测孩子的身高（长），对自己孩子长多高根本没概念，等发现孩子身材矮小的时候为时已晚，错过了最好的时机。

另外，错误的监测方法会导致父母过度焦虑。由于小朋友不配合，有的时候测量误差甚至能到 5～10 厘米，然后父母心急如焚，拔苗助长，想尽办法让孩子吃东西。万一吃了一些不适合孩子吃的东西，很有可能导致孩子性早熟，对孩子造成伤害。

还有的母亲有产后抑郁倾向，发现孩子身高（长）有问题后，天天给孩子量，导致抑郁症越来越严重。另外，天天量身高（长）对孩子也有心理影响，比如孩子 3 岁了，这时也有了自我意识，给孩子天天量身高（长），孩子也会多想，开始有心理负担。

我特别要强调正确监测身高（长）的必要性。只有正确地监测身高（长），才能早发现问题，并且抓住机会及时解决问题，父母才能安心地养育孩子。

然而，在我的门诊，70% 的父母没有监测孩子身高（长）的意识。

虽然很多父母会去妇幼保健站给孩子做身高（长）检测，但是大都没有保存好检测时的记录本，导致我们不能尽早地发现问题，延误了最佳的处理时机。

有一个好消息是，在 0～3 岁这个时期，孩子偏离了正常的生长曲线，出现身高（长）上的问题，往往是喂养不当引起的。这个时候，只要我们发现了，还有机会补救，及时地帮助孩子实现追赶生长。

正确监测的益处

如果孩子确实偏矮，要注意一些平时很难察觉到的疾病隐患。

人类目前被发现有几千种遗传病，一般遗传病主要会导致孩子出现以下几种情况。

第一，孩子个子偏矮。

第二，孩子发育迟滞，比如大运动的发育迟滞，或者智力发育迟滞。

第三，有的孩子会有一些特殊的体征或畸形体征，比如耳位发育异常、特殊的脸形、腭裂、唇裂、嗅觉障碍、通贯掌、肘外翻等。其中，肘外翻，可能提示的是一种染色体病，叫特纳综合征。

这些疾病都会严重影响孩子的生长发育。

我在门诊经常会见到一些足月出生的小孩，出生时的体重小于2.5千克。我们把这种孩子叫作小于胎龄儿。

在随访的过程中，大概75%小于胎龄儿，在2岁左右能实现追赶生长。如果到2岁还不能追上来的话，那么有70%～80%的可能，将来的个子会比较矮。

对于这样的孩子，我们也会密切地随访，加强监测。

有的父母个子很高，觉得孩子肯定不会有身高（长）方面的问题，但事实上，并不是父母个子高，孩子就一定能拥有理想的身高（长）。如果不进行监测或者监测得不及时，放松警惕，等到孩子出现问题时就追悔莫及了。

家庭适用测身高（长）法

学会在家里科学地测量身高（长），能够比较直观地了解孩子真正的生长发育情况。但很多父母都会遇到一个难题：自己在家没办法测量0～3岁孩子的身高（长），因为这个时期的孩子根本不能好好地站立。

如何测量孩子的身高（长）呢？在这里，我要给大家介绍家庭适用的测量方法。

家里一般不会有医院里专业的量床，所以最适用的测量方法是平躺测量法。两个人一起测量孩子的身高（长），一个人帮助固定孩子，另一个人进行操作。

方法很简单，因地制宜，利用随手可以找到的一些工具，比如两本字典、一把卷尺。因为孩子太小，喜欢动，不太容易配合，我们可以用相对厚一点儿的字典。将一本字典放在孩子的头部，另一本字典置于孩子的脚部，固定好了以后，再把孩子挪开，然后用尺子测量两本字典之间的距离，得出的数值就是孩子的身高（长）。（见文前 No.1）

测量的过程可以重复两到三次，两次之间的误差原则上不能超过 0.5 厘米，这样得出的孩子的身高（长）就比较准确了。

很多父母认为测量时最难的是如何固定孩子。实际上，只要护理人相互配合，轻轻地把孩子搁在床上，保持平躺，双脚并拢伸直就可以了。字典尽量轻柔地贴紧孩子的脚跟和头顶，然后抱走孩子，量字典间的距离。一般连续测量两到三次，平均误差不超过 0.3 ~ 0.5 厘米，那么这个数值就是基本准确的。

我们测量孩子的身高（长）时，不一定要非常精准，但还是要尽量地保证测量的差异不要过大。有的父母很纠结，说上一次量的明明是 67.5 厘米，而这一次量了很多遍都是 66.5 厘米。这 1 厘米让父母感觉很不解、很焦虑。

为了避免这种情况，父母在测量的时候，最好保持测量地点和测量工具的一致性：在家量的数值就跟在家量的比，在医院由医生测量的就跟医生测量的比。读数的时候，最好马上用笔记下来。有的父母量了三次，结果自己完全记不清楚刚才的数字是多少，那么前面的测量就白做了。

另外，还有两点需要注意：第一是测量的频率，第二是测量的时间。

孩子的年龄不同，测量的频率也应有区别。0 ~ 1 岁，测量的频率是1 ~ 2 个月测一次，1 ~ 3 岁是 3 个月左右测一次。

最后，测量的时间要统一。如果第一次是早上量的，那么以后都要早上量。尤其是孩子开始走路的时候，更要保证测量时间统一。因为孩子能站起来之后，如果测量的时间不统一，由于重力作用，以及夜里睡觉时，在平躺的姿势下，脊柱的拉伸作用，都会导致孩子早上比晚上个子要高 0.5 ~ 1厘米。

正确监测身高（长）的方法

监测孩子的身高（长）有三大方法。

第一，观察。通过简单的观察，大致判断孩子的生长速度。

第二，比较。与同龄孩子的平均身高（长）相比较，来衡量孩子的生长发育水平。

第三，计算。计算孩子在这个阶段长高的具体数值，再来评价孩子的生长是否正常。

怎样观察

观察的方法其实很简单，就是看孩子的衣服是不是变小了，裤子是不是变短了。在正常情况下，孩子长个儿的速度非常快，第一年一般是 25 厘米，第二年是 10 厘米左右，第三年就是 7~8 厘米。

你会经常发现，孩子的衣服不够大，裤子变短了。这也就在提示，孩子在快速地生长。要及时地发现，及时地调整衣服尺寸，以免孩子不舒服，影响活动和睡眠。

如何比较

有的父母说，我的孩子比班里的大高个儿要矮。这种比较方法肯定是不客观的，如果班里有一个"准姚明"，那孩子跟他比肯定一辈子都显得很矮。所以，我们要跟整个社会的同龄人的身高（长）平均值进行比较。

国家每隔一定的年头会对多个省市的小孩进行调研，之后会统计出来平均值。我们可以根据平均值来进行比较。

根据调研的平均值，所得出的孩子的身高（长）表格，叫作百分位数值表。

下面是 0~3 岁男孩的身高（长）、体重百分位数值表。

0~3 岁男孩身高（长）、体重百分位数值表

年龄	第 3 百分位 身高（长）(厘米)	体重（千克）	第 10 百分位 身高（长）(厘米)	体重（千克）	第 25 百分位 身高（长）(厘米)	体重（千克）	第 50 百分位 身高（长）(厘米)	体重（千克）	第 75 百分位 身高（长）(厘米)	体重（千克）	第 90 百分位 身高（长）(厘米)	体重（千克）	第 97 百分位 身高（长）(厘米)	体重（千克）
出生	47.1	2.62	48.1	2.83	49.2	3.06	50.4	3.32	51.6	3.59	52.7	3.85	53.8	4.12
2 月	54.6	4.53	55.9	4.88	57.2	5.25	58.7	5.68	60.3	6.15	61.7	6.59	63.0	7.05
4 月	60.3	5.99	61.7	6.43	63.0	6.90	64.6	7.45	66.2	8.04	67.6	8.61	69.0	9.20
6 月	64.0	6.80	65.4	7.28	66.8	7.80	68.4	8.41	70.0	9.07	71.5	9.70	73.6	10.37
9 月	67.9	7.56	69.4	8.09	70.9	8.66	72.6	9.33	74.4	10.06	75.9	10.75	77.5	11.49
12 月	71.5	8.16	73.1	8.72	74.7	9.33	76.5	10.05	78.4	10.83	80.1	11.58	81.8	12.37
15 月	74.4	8.68	76.1	9.27	77.8	9.91	79.8	10.68	81.8	11.51	83.6	12.30	85.4	13.15
18 月	76.9	9.19	78.7	9.81	80.6	10.48	82.7	11.29	84.8	12.16	86.7	13.01	88.7	13.90
21 月	79.5	9.71	81.4	10.37	83.4	11.08	85.6	11.93	87.9	12.86	90.0	13.75	92.0	14.70
2 岁	82.1	10.22	84.1	10.90	86.2	11.65	88.5	12.54	90.9	13.51	93.1	14.46	95.3	15.46
2.5 岁	86.4	11.11	88.6	11.85	90.8	12.66	93.3	13.64	95.9	14.70	98.2	15.73	100.5	16.83
3 岁	89.7	11.94	91.9	12.74	94.2	13.61	96.8	14.65	99.4	15.80	101.8	16.92	104.1	18.12

我们可以根据孩子的年龄、身高（长），在表格中找到对应的数值，了解在同年龄、同种族、同性别的孩子中，自己的小孩是什么身高（长）水平。数值越大，表示个子越高；数值越小，表示个子越矮。

低于第 3 百分位，说明个子偏矮。

处于第 50 百分位，说明个子中等。

高于第 97 百分位，说明个子偏高。

需要强调一下的是，男孩跟男孩的平均值比，女孩跟女孩的平均值比。因为一般来讲，女孩快速的生长发育期比男孩要早一些。

男孩 1 岁的时候，他的身高（长）低于 71.5 厘米，也就是低于第 3 百分

位，这个孩子就属于个子偏矮的。

也就是说，他的身高（长）没有追赶上来，那么我们就要找找原因，然后有针对性地进行解决。

同样的道理，按照上面的表格来算，如果男孩到 2 岁，低于 82.1 厘米，也是属于矮小。

相反，如果男孩到 2 岁时，身高（长）超过 95.3 厘米，那么就是超过了第 97 百分位，也就意味着他长得太快了。

我们要及时地发现低于第 3 百分位的孩子，有针对性地进行干预。关于如何干预，我在之后会跟大家分享。

下面是 0～3 岁女孩的身高（长）、体重百分位数值表。

0~3 岁女孩身高（长）、体重百分位数值表

年龄	第 3 百分位		第 10 百分位		第 25 百分位		第 50 百分位		第 75 百分位		第 90 百分位		第 97 百分位	
	身高（长）（厘米）	体重（千克）	身高（长）（厘米）	体重（千克）	身高（长）（厘米）	体重（千克）	身高（长）（厘米）	体重（千克）	身高（长）（厘米）	体重（千克）	身高（长）（厘米）	体重（千克）	身高（长）（厘米）	体重（千克）
出生	46.6	2.57	47.5	2.76	48.6	2.96	49.7	3.21	50.9	3.49	51.9	3.75	53.0	4.04
2 月	53.4	4.21	54.7	4.50	56.0	4.82	57.4	5.21	58.9	5.64	60.2	6.06	61.6	6.50
4 月	59.1	5.55	60.3	5.93	61.7	6.34	63.1	6.83	64.6	7.37	66.0	7.90	67.4	8.47
6 月	62.5	6.34	63.9	6.76	65.2	7.21	66.8	7.77	68.4	8.37	69.8	8.96	71.2	9.59
9 月	66.4	7.11	67.8	7.58	69.3	8.08	71.0	8.69	72.8	9.36	74.3	10.10	75.9	10.71
12 月	70.0	7.70	71.6	8.20	73.2	8.74	75.0	9.40	76.8	10.12	78.5	10.82	80.2	11.57
15 月	73.2	8.22	74.9	8.75	76.6	9.33	78.5	10.02	80.4	10.79	82.2	11.53	84.0	12.33
18 月	76.0	8.73	77.7	9.29	79.5	9.91	81.5	10.65	83.6	11.46	85.5	12.25	87.4	13.11
21 月	78.5	9.26	80.4	9.86	82.3	10.51	84.4	11.30	86.6	12.17	88.6	13.01	90.7	13.93
2 岁	80.9	9.76	82.9	10.39	84.9	11.08	87.2	11.92	89.6	12.84	91.7	13.74	93.9	14.71
2.5 岁	85.2	10.65	87.4	11.35	89.6	12.12	92.1	13.05	94.6	14.07	97.0	15.08	99.3	16.16
3 岁	88.6	11.50	90.8	12.27	93.1	13.11	95.6	14.13	98.2	15.25	100.5	16.36	102.9	17.55

举个例子，一个女孩在 1 岁的时候是 70 厘米。我们从上面的表格中可以看到，第 3 百分位的数值是 70 厘米，那么这个女孩就属于个子偏矮了。

同样地，如果她在 2 岁的时候是 80.9 厘米，属于第 3 百分位，也是个子偏矮。相反，如果 2 岁的时候，她长到了 93.9 厘米，就属于长得过快了。

我们可以以此为依据来判定孩子整体长个儿的情况是偏矮还是中等，抑或长得太快。如果长得过快了，我们也要注意有没有性早熟的问题。

总结一下，如果孩子的身高（长）低于第 3 百分位，我们可以判定为矮小。我想强调的是，很多父母一看到孩子的身高（长）低于第 3 百分位，就觉得天塌了。实际上，即使孩子的身高（长）低于第 3 百分位，也只能说明在这个阶段比较矮小，而矮小只是一个生长偏慢的临床表现，并不能说明孩子一定有问题。

我们研究发现，在 0～3 岁这个时期，大概 2/3 的孩子身材矮小是由于错误的喂养或者经常生病，导致小孩偏离了正常的生长轨迹。这种情况，我们不一定必须干预。

在第 3 百分位到第 97 百分位的都属于正常，超过第 97 百分位的属于偏高。当然，这是一个相对的概念，比如，爸爸是 160 厘米，妈妈是 157 厘米，孩子一下子长到第 97 百分位以上，那就要小心了，要看看孩子是不是有其他什么特殊的情况，极有可能是发育过早。

如果爸爸是 190 厘米，而孩子总是在第 3 百分位的这个位置左右来回浮动，这也说明孩子有异常的情况。

所以，在监测孩子身高（长）的过程中，还要结合父母的身高进行综合考量。

怎样通过计算，监测孩子的生长速度

一般来说，0～3 岁的孩子平均能长高 40 厘米。

0～6 个月，基本上每个月长 2.5 厘米；7～12 个月，每个月长 1.25 厘米。

孩子的生长是不匀速的，有的时候长得快，有的时候长得慢，这个月长得快一些，下个月可能会慢一些，这都是非常正常的，不要教条化地理解。有的父母给孩子测量身高（长）时，发现孩子一个月没长到 2.5 厘米，就很焦虑，其实这也是没必要的。我们主要是监测孩子的生长速度，所以用来做判断的时间段可以适当地延长一些，通过 3 个月或者 6 个月的时间段来监测孩子的整体生长水平，衡量小孩是否正常地生长。

总体上来说，孩子从出生之后，第一年大概能长高 25 厘米，第二年长高 10 厘米左右，第三年长高 7 ~ 8 厘米。

如果一个初生婴儿身高（长）为 50 厘米，那么第一年大概会长到 75 厘米，第二年大概是 85 厘米，第三年是 92 ~ 93 厘米。如果相差不太远，那就基本上在正常的区间内。

监测 0 ~ 3 岁孩子的身高（长），有一个有效的方法是计算孩子的生长速度。

因为孩子的生长不是绝对匀速的，所以我们衡量孩子的生长速度的时间单位是厘米 / 年，而不是厘米 / 月。

计算方法：测量间隔 3 个月以上的两次身高（长），记录下来；再用后一次减去前一次的身高（长），除以间隔的月数，乘以 12，这样的话我们就可以计算出孩子的生长速度。

孩子的生长速度＝（第二次身高 / 长—第一次身高 / 长）÷ 间隔月数 ×12

计算出生长速度之后，可以跟该年龄段正常的生长速度进行比较。（第一年大概长高 25 厘米，第二年长高 10 厘米左右，第三年长高 7 ~ 8 厘米。）

对于孩子的生长速度，父母需要提前进行关注，提高警惕。我们算出来的生长速度如果达不到这个值，即使孩子目前的身高（长）在正常范围内，整体生长速度也是偏低的。这时，我们要思考是什么原因让孩子的生长速度偏低，防患于未然。

小于胎龄儿的注意事项

足月出生的小孩，一出生就特别瘦小，发育比同龄的孩子慢，我们称小于胎龄儿。如果小于胎龄儿能在 2 岁前实现追赶生长，那之后也就能继续健康地成长。

我们医院有一个研究：在北京协和医院出生的小于胎龄儿，通过跟踪和随访发现，患儿成年后，出现代谢问题的风险比正常人高很多。成年后，这些人超重或肥胖、糖脂代谢异常的可能性明显升高；而且与出生时体重正常的孩子相比，这部分人群患高血压等疾病的比例也明显升高，其中有一定比例的人在 60 岁时出现了糖耐量异常，甚至患上糖尿病。

简单来说，就是小于胎龄儿在成年之后，比正常人更容易发胖，也更容易患上各类代谢性疾病，比如糖尿病、高血压、高脂血症等。

所以，我们对小于胎龄儿一般建议给予特别的关注。对于这样的孩子，一般要求在 0 ~ 6 岁期间，尽量培养孩子健康的生活习惯，比如低油、低盐、低脂饮食，多吃蔬菜，加强锻炼，积极地参加体育运动。这样就能有效地保证孩子成年以后不容易发胖，不容易得代谢性疾病。

如果这种情况的孩子在 2 岁时，生长速度没有追上来，那么再追上来的可能性就不大了，所以需要适度干预帮助孩子实现追赶生长。

有些孩子出生的时候个子偏矮，父母在喂养方面非常注意，甚至给孩子添加了很多营养剂，但还是没有追上来。

什么情况下叫偏矮，没有实现追赶生长呢？一般来说，偏矮是指比其他同龄的孩子要矮 5 ~ 10 厘米，甚至 15 厘米，远远偏离正常曲线。在这种情况下，父母就需要带孩子到医院来就诊。

当然，这一切都是建立在父母懂得监测孩子生长速度的基础上，否则等到发现孩子偏矮，有可能就延误了最佳的干预时机。

长高笔记

了解 0~3 岁的孩子监测生长的重要性。

掌握给 0~3 岁孩子量身高（长）的方法。对于 0~3 岁的孩子，还不能稳稳站立，应该平躺测量身高（长），而且测量的时间应该统一，并马上记录下来，最后取三次测量的平均值。

掌握检测孩子身高（长）的三大方法：观察法、比较法、计算法。

记录并且总结。我在门诊经常发现很多父母有监测生长的意识，但是没有记录的意识，也不善于总结。有的父母是做财务的，会把孩子点滴的身高（长）记录全部画成一张曲线图，这样就可以非常清晰地看到孩子的生长轨迹，对于医生及时发现问题是非常有帮助的。

爱你的孩子，重要的一点就是要监测记录孩子生长过程中的点滴。我把我们家女儿兔兔的那些数值全部存了下来。现在再翻看，对我来说是最幸福的时光之一。

亲子时间

要学会给孩子量身高（长），而且做好记录。

再次强调，0~3 岁的孩子，正确的测量方式是平躺着测量。要让孩子相对舒服一点儿，不要用强迫的方式约束孩子，否则会让孩子受伤，或者感觉不舒服。

请使用本节提到的三大方法，来监测孩子的身高（长）。父母可以把自己记录的孩子的身高（长）汇总，做成一张图表。

不同年龄段，"母乳＋奶粉"如何搭配最合理

新生儿最好是以母乳喂养为主。最新的研究特别强调母初乳的重要性，因为这个时期的孩子免疫力较差，如果总是生病，那么小孩整体的生长都会受到影响。而母乳喂养，能够在很大程度上帮助婴儿增强免疫力。

出生胎龄越小的早产儿，母乳的摄入对其成长越关键。有研究者通过对100例低出生体重婴儿进行观察，发现适当摄入母乳的孩子，血液中乳铁蛋白含量更高。因为母乳含有婴幼儿生长发育所需的各种均衡营养物质，所以母乳喂养的儿童，智力与生长发育指数比不用母乳喂养的孩子要更好。

另外，这个时期的孩子免疫力较差，而母初乳往往含有母体的免疫球蛋白，可以帮助宝宝建立早期的免疫系统，非常有利于孩子防病治病，对孩子的健康有着重要作用。

0～4月龄孩子的母乳喂养

世界卫生组织（WHO）建议纯母乳喂养。如果妈妈母乳不够，可以以母乳为主，以婴儿配方奶粉为辅。当然，这种情况务必请儿科专家给予科学指导。

0～3月龄的孩子一般每天要喂8～12次母乳，总共500～750毫升。

3～4月龄的孩子一般每天要喂6～8次母乳，总共600～800毫升。

很多父母在这个时期最大的困惑是，不知道怎么判断孩子是否吃够了。介绍一个简便的方法：孩子每天尿6～8次，整个身体状态很好，没有脱水，

说明喂养是充足的，不需要再刻意追加。

4 ~ 6 月龄孩子的母乳喂养

4~6月龄的孩子也是一样建议纯母乳，如果没有足够的母乳，可以添加一部分婴儿配方奶粉。

每天喂奶5~6次，间隔约3小时，总共800~1000毫升。

再次强调一点，很多父母会有这样的困惑：孩子睡眠时间很长，有时会达18~20小时，那么是不是要把孩子弄醒了再喂奶呢？

我们不主张打乱孩子的睡眠周期。一般来说，小孩饿了就会哭闹，父母再来喂奶就可以了。

6 ~ 8 月龄孩子的母乳喂养

6~8月龄的孩子，可以母乳加上部分婴儿配方奶粉。

有的妈妈会有疑问，这个时期母乳会不会营养变差。不会，母乳是孩子最好的食物。WHO建议母乳喂养可以喂到2岁。

6~8个月的孩子，一般是每天喂奶4~5次，不低于600毫升；同时添加适量辅食，这样就能满足孩子所需要的营养。

8 ~ 12 月龄孩子的母乳喂养

孩子长到8~12个月时，无法母乳或母乳不足的情况下，可以用婴儿配方奶粉来完全或部分代替母乳，每天喂4次，约600毫升。

有的妈妈工作时还坚持母乳喂养。一般工作单位都有母乳采集间，妈妈可以采集母乳之后放在冰箱里保存，下班之后带回家。带回家之后要注意加热消毒，注意保存时间，保存不当会影响孩子的健康，导致出现腹泻或者其他不适。

1 ~ 3 岁孩子怎样喂养

原则上，母乳喂养可以到 2 岁甚至更长时间。如果孩子断奶，可以喝牛奶。但现在很多孩子对乳糖不耐受，喝完牛奶以后会出现腹胀、腹泻。这个时候，就可以在儿科大夫和营养大夫的指导下选用一些替代的产品，保证孩子每天的营养摄入充足。

牛奶饮用要点

牛奶必须在进餐或者加餐时饮用，而且需要消毒，千万不要喝生牛奶。

科学家通过研究发现，母牛乳腺炎、乳腺结核的发生率并不少见，所以为了健康和安全，一定要喝加热后的牛奶，通过加热对牛奶进行消毒。在我的门诊发生过小朋友喝生牛奶引发结核病的例子。

另外，要注意饮用量，每天喝牛奶不得超过 750 毫升。我在门诊经常碰到这样的情况，有的爷爷奶奶觉得，喝牛奶有利于健康，就让孩子只喝牛奶不喝水，而且不吃其他东西。而在孩子的生长时期，喝过量的牛奶会影响他们对辅食的摄入，对养成健康的饮食习惯是有害的。

欧洲奶粉好不好

有的父母问我："潘大夫，你看欧洲人个子都很高，尤其北欧的人个子特别高，是不是喝欧洲的奶粉更好？"

我想告诉大家，北欧人长得高主要的原因是人种，同时还有营养、居住环境、纬度等因素，不能全归于奶粉。

即便选购欧洲的奶粉也要选购有品质保证的奶粉，不要盲目觉得国外的奶粉一定比国内的好。

长高笔记

母乳对于增强婴儿的免疫力非常重要，坚持母乳喂养，能够增强孩子抵抗疾病的能力。

按照推荐的母乳摄入量，对孩子进行正确的母乳喂养。如果妈妈平时要上班，没办法进行母乳喂养，可以用婴儿配方奶粉来代替母乳。如果职场妈妈坚持母乳喂养，可以在单位的指定区域采集母乳之后，放在冰箱保存，下班之后带回家，加热消毒之后给宝宝喝。

亲子时间

妈妈可以用笔记本记录下孩子每天摄入母乳和奶粉的量，根据推荐量进行调整，保证孩子营养摄入充足。

不同年龄段，怎样科学地添加辅食

从6个月开始，父母就可以有意识地给孩子添加辅食了。0~3岁的孩子，肠胃功能还比较弱，在添加辅食的时候，父母不要只按照自己的想法来。不同的年龄段，对于辅食的要求是完全不一样的。

如果辅食添加得不对，孩子要么会比较瘦弱、容易生病，要么长成"小胖墩儿"，对于以后的生长发育都非常不利。

接下来，我们介绍一下，0～3 岁的孩子，应该怎样根据具体的年龄段来正确地添加辅食。

6 月龄孩子的辅食怎样添加

给 6 个月的孩子添加辅食时要注意两个方面。

第一，加入蔬菜泥；第二，开始有意识地训练孩子进食的能力。

（1）加入蔬菜泥

种类多样化

在添加蔬菜泥的时候，一般要求是每次一到两勺，每天 2 次。蔬菜泥要尽量多样化，比如瓜类、根茎类、豆荚类等，让孩子适应不同的口味，千万不要让小孩养成对某一样食物的独特偏好。

无油、无盐、无糖

添加的辅食一定要无盐、无油、无糖。如果孩子此时接受高油、高盐、高糖，成年以后可能会偏爱高油、高盐、高脂、高糖，养成不好的饮食习惯，且增加引发代谢性疾病肥胖、糖尿病的隐患。

精细化

蔬菜泥一定要做得足够精细。

经常发生这样的悲剧：家长做蔬菜泥做得不够细，孩子还不会咀嚼，误吸入气管造成窒息，严重的导致窒息性死亡。作为医生，我特别担心的一点是孩子的饮食习惯成人化。很多父母会把大人吃的东西喂给孩子，但这个时期的孩子并不能这样"粗暴"地喂养，一定要非常注意。

观察孩子是否适应

每次增加蔬菜泥的时候，父母一定要观察三到五天，看孩子是否有不适应的情况。

（2）有意识地训练孩子进食的能力

父母需要耐心，我在喂养女儿兔兔的过程中发现两种情况。

第一种情况是在刚开始的时候，她把吃东西当作玩，不好好进食；第二种情况是故意把吃进去的东西都吐出来。

对这样的孩子，我们要进行进食能力的训练。有的父母不太忍心让孩子自己吃，也有的父母觉得，孩子会把餐桌、地板弄得一片狼藉，怎么办呢？实际上，父母要接受这是一个小孩在慢慢成长的过程。

父母可以用"玩"的方式引导孩子自己进食

第一，让孩子学习自己用勺子。兔兔刚开始学习用勺子的时候，会故意玩勺子，让勺子掉到桌子上或者地板上。我捡起来放回去后，她又把勺子弄掉。大人们在旁边看得哈哈大笑，兔兔觉得很好玩。

父母可以任由孩子玩勺子，让小孩和勺子培养"感情"。慢慢地，他就能学会用勺子吃东西了。

第二，6月龄以上的孩子，可以学习用杯子喝水，喝的时候千万不要操之过急，因为经常会发生误吸导致呼吸道或者肺部出现感染的情况，所以父母一定要在一旁观察，千万别让孩子呛着。

6 ~ 8 月龄孩子的辅食怎样添加

引进主食

6 ~ 8 月龄的孩子在添加辅食时，可以适量加入主食了。那些带有强化铁的谷物类食品要占到每餐一半的量，比如浓稠的粥、软烂的面条。

为了避免因为喝奶影响孩子对主食的兴趣，我建议让孩子先吃完主食，之后再喝奶，慢慢养成习惯。

此时是训练孩子进食能力的时候，但注意辅食要适当、要清淡，少盐、少油、少糖，而且要使用儿童餐椅，大人要跟小孩一起就餐。当大人咀嚼食物时，对孩子来说也是非常好的示范，孩子很快就能学会。

这个时期的孩子，活动能力比较强，可以满屋乱爬。我们让孩子使用儿童餐椅，可以帮孩子集中注意力吃饭。

我在门诊经常碰到有的父母说满世界追着孩子喂饭，如果一直这样，孩子就不太习惯把注意力集中在吃饭上，食欲也会因此下降。

避免被动式喂养

父母要强化孩子的进食能力。很多长辈帮忙喂养的时候，喜欢把食物嚼碎了喂给孩子。这种被动式喂养的习惯非常不好。在很多情况下，幽门螺杆菌就是通过这种喂养方式传染给孩子的。另外，这种喂养方式还会干扰孩子养成独立进食的习惯。

设计菜品，吸引孩子自主进食

为了引导孩子自己进食，父母要试着给孩子设计菜品。

想让孩子喜欢上食物，就要把菜品设计得更加精美、更加有意思，让小朋友更容易被吸引。比如小朋友可能对红色、绿色比较感兴趣，那么家长可以把食物的颜色做成红色、绿色，让孩子爱上给他提供的食物。

在菜品设计上也要注意适量，比如孩子每天可以吃半个水果，不要太多。父母要学会灵活判断，例如有的苹果非常大，一小半就够了。

蔬菜每天的摄入量按需要而定。我在喂兔兔的时候，发现她不爱吃菜，因为蔬菜太大块，她不太容易嚼碎，后来我就把菜打得碎一些，把肉打成肉泥，并且适当加入一些蛋黄，保证孩子摄入充足的营养。

8 ~ 12 月龄孩子的辅食怎样添加

鼓励孩子自己进食

8 ~ 12 月龄的孩子，要进一步训练他们独立进食的能力，让他们自己用勺进食，用杯喝水。孩子最好每天都跟父母同桌进餐一到两次，这时候，即便孩子把饭菜弄得满地狼藉，父母也不要呵斥孩子，一定要有耐心，要鼓励他、认可他。慢慢地，孩子就能养成好的进食习惯。

合理搭配

在辅食搭配上，最重要的是合理的多样化搭配。每天可以摄入两顿辅食，原则是荤素搭配、软硬适中、量适度。比如软饭、面食，加上 50 克左右的水果、50 ~ 100 克的蔬菜、25 ~ 50 克的肉。而且要注意进食速度，不宜一下子加得过快，另外，也要注意适当地喝水，保证水分的摄入。

有的小朋友不太爱喝水，如果饮食结构也不合理，就很容易便秘。我在门诊见过很多孩子三五天都便不出来，有的孩子一个星期才大便一次，而便秘是很影响孩子的饮食规律和身体状况的。很多父母觉得孩子不爱吃饭，其实是便秘导致的。孩子的肚子胀鼓鼓的，怎么可能爱吃饭呢？想要解决孩子便秘的问题，父母需要帮助孩子建立规律的大便时间。最主要的是帮助孩子集中注意力，有的孩子在大便的时候喜欢玩，注意力不集中，无法用力，便秘就会加重，所以，父母要适度地帮助他。

另外再多说一点儿，很多父母为了缓解孩子的便秘问题，给他喝蜂蜜水或者糖水，但这实际上对健康并没有好处。我不太主张这种做法。孩子如果便秘，最好是适当喝一些白开水，不要添加任何东西。

1 ~ 3 岁孩子的正餐、加餐怎么吃

根据最新的《中国居民膳食指南（2016）》，1 ~ 3 岁的孩子正餐饮用奶的量应该维持在 500 毫升左右，每天可以加 1 个鸡蛋、50 ~ 75 克鱼或者肉、50 ~ 100克谷物，蔬菜、水果的量可以适当灵活一些，但还是要以孩子的需求而定。

这个年龄段的孩子可以适度地加餐，比如用牛奶冲泡燕麦，或者用酸奶制作水果奶昔。酸奶一般建议用原味酸奶，加入一些小块、软质的新鲜水果。也可以用牛奶和谷物制作大米布丁，搭配磨碎或小粒的奶酪、新鲜水果粒、全谷物的薄脆饼干或者小松饼。

最好在正餐中加入一些小块的牛肉或者鸡肉、煮软的蔬菜等。1 ~ 3 岁的孩子咀嚼能力还是不好，所以不宜将牛肉、鸡肉做成大块，以免影响吞咽。

当然，烤面包、米糕等也是不错的选择，可以在上面涂一层薄薄的坚果酱、果籽酱、牛油果泥，既营养又美味。

长高笔记

在给孩子添加辅食之前，一定要根据孩子的年龄段科学地制订相应的食谱，同时做到循序渐进。

辅食的添加过程要注意：拒绝含糖饮料，不要让孩子养成对含糖饮料的依赖性。我在门诊里经常遇到一些"小胖墩儿"，几乎是"滚"进我的诊室。这些"小胖墩儿"大多数从出生就没怎么喝过白开水，只喝甜口味的饮料，摄入的糖过多，自然会发胖。

拿果汁来说，我不太主张小朋友喝现成的果汁，有的果汁含有一些可能导致孩子性发育异常、性早熟的添加剂。父母可以让孩子喝鲜榨的果汁，但最好不要加糖。果汁的饮用量，每天要小于 120 毫升，并且只在进餐的时候饮用。

亲子时间

根据我们推荐的食谱，给孩子做一顿营养餐。

当然，你也可以根据小孩的辅食添加原则，自己创新食谱。

吃饭速度慢，挑食、偏食，怎么办

我们调取了门诊 600 多例的矮小案例进行分析以后，发现 60% ~ 70% 的孩子都缺乏好的饮食习惯。挑食、偏食，成为一个普遍的现象。

挑食、偏食不单单会让孩子现在的发育出现滞缓，更严重的是可能对他一辈子的健康造成负面的影响。

俗语说"三岁看老"。那么在这个时期养成的健康生活习惯，将让孩子受益一生。所以，这个时期的父母一定要注意科学喂养，帮助孩子养成健康的生活习惯。

那么，我们会遇到哪些喂养的难题呢？主要有以下三个：

第一，吃饭速度慢；

第二，挑食、偏食；

第三，两代人的喂养矛盾问题。

孩子吃饭速度慢怎么办

人类在长期自然选择的过程中，形成了一个最佳的"进食时间窗口"——30～35分钟。超过这个时间，大脑就会跟胃肠道说："你有完没完，太慢了。"

在我的门诊中，很多父母抱怨说，让孩子吃饭是一场旷日持久的斗争，孩子可以吃上一个多小时，最终父母精疲力竭，孩子还吃不好。其实这也是我们在临床上经常碰到的小儿进食问题。

有的父母可能会认为："不就吃得慢点儿吗？我有耐心。爷爷奶奶都退休了，也有时间陪孩子吃饭。"但实际上，进食慢的负面影响是很大的，既不利于消化、吸收，也不利于培养孩子健康的饮食习惯。

帮助孩子集中注意力

进食慢的解决办法之一，是必须帮助孩子集中注意力。

有的父母喜欢一边开着电视一边吃饭，有的还在餐厅里专门装了电视，还有的父母喜欢一边看手机一边吃饭，等等。这些生活习惯对孩子的注意力都会造成巨大的干扰。

孩子的注意力被分散了，不能在吃饭这件事情上集中，自然不可能好好吃饭。所以，在吃饭之前，父母应该尽量减少干扰因素，关掉电视，放下手机、平板电脑等，把注意力只放在吃饭这一件事情上。

把做饭的花样增多

我女儿兔兔刚开始也不肯好好吃饭，让她吃饭是一件非常非常困难的事情，所以我就让她陪着她妈妈一起做饭，比如，把菜捣成汁，然后倒在面粉里，把面团捏成各种动物的形状，做很多花式的小馒头、小包子。这对她来说是个游戏，参与感强，然后就会喜欢这些东西。她会特别标注"这个是我的，这个也是我的"，吃的时候，就会抢先把她自己做的先吃掉。这样一来，我们的战略目标就达成了。

孩子吃饭时，父母要注意以下五个问题：

第一，必须限制孩子的活动范围。尽量让孩子坐进专用的儿童座椅里，不让他满世界地跑。

我们在现实中经常会看到这样的场景：爷爷奶奶、姥姥姥爷拿着碗在后面追，边追边喊："宝宝呀，吃饭哪。"

然后，小家伙在前面玩："奶奶，你快来追我，快来追我。"这样"你追我跑"的方式，很难让孩子集中注意力吃饭。

第二，父母不喂饭。必须让孩子尽可能地养成独立进食的习惯。

第三，不看电视，不看电脑，不听音乐。把这些干扰孩子注意力的因素全部去掉，尽可能地让孩子全神贯注地吃饭。

第四，掌握几个花式做饭的技巧。比如把肉做成肉泥；把蔬菜做成蔬菜泥、蔬菜汁；把食物切得更短、更细、更小，适合孩子咽下去。如果孩子不好好咀嚼，在吞咽的过程中很容易堵在嗓子眼；如果他一边说话一边吃饭，很可能会造成误吸，导致缺氧、窒息的情况。我们的小儿急诊室经常会碰到这样的情况。

第五，吃饭过快、过慢都不太好。小朋友一般都不爱咀嚼，有的孩子喜欢玩，可能会狼吞虎咽，尽快吃完了好去玩耍。而进食过快不但不利于消化，增加胃肠道的负担，还特别容易造成误吸的问题。

孩子挑食、偏食

挑食、偏食在我的门诊是一个非常常见的现象，也是一个非常严重的现象。有的小朋友从小就不爱吃蔬菜，只爱吃肉；甚至有的孩子只吃牛羊肉，其他的什么都不吃；还有的孩子只喜欢喝含糖的饮料，不喜欢喝水。这都属于挑食、偏食。

挑食、偏食的孩子因为吃的食物种类比较单一，摄入热量不足，会造成"隐性营养不良"。这种孩子可能不太瘦，甚至有些比较肥胖，但骨骼发育会出问题。

挑食、偏食会引发严重不良后果

1. 挑食、偏食可能引发肥胖

孩子肥胖比成人肥胖更可怕。在我的门诊中，像皮球一样"滚"进诊室的孩子并不少见。而且最麻烦的是这些孩子成年以后很容易得肥胖症、糖尿病、高血压、高脂血症等疾病。这些疾病低龄化也是我们面临的一个严重的社会问题。

2. 挑食、偏食会让孩子瘦弱、免疫力下降、不长个儿

由于营养摄入不足、营养不均衡，有些挑食、偏食的孩子特别瘦弱，瘦得跟豆芽似的，而且孩子的抗病能力也比较差，容易感冒、发热、腹泻等。

我在门诊遇到过一个孩子，3个月内发热了12次。这次热度刚退下去，几天后又开始发热了。经过询问，我发现这个孩子近半年来基本上1厘米都没有长。原因是什么呢？他长期挑食，不爱吃菜，不爱吃米饭，导致他很瘦弱、抵抗力差。反复地感染、发热，反复生病，会影响孩子整体的生

长发育。

对食物进行改良

如果孩子不喜欢吃蔬菜，我们可以用蔬菜汁；如果孩子不喜欢吃水果，我们可以把水果榨成果汁。总之尽可能地对食物进行改良，让孩子爱上食物。

另外，从教育理论上来说，孩子的参与感越强，他学习的主动性就会越强。

所以父母可以让小朋友积极参与到制作美食的过程中，不仅能培养孩子良好的劳动习惯，还能培养参与感，让孩子对摄取食物的积极性提高。

如何解决因为食物过敏导致的挑食、偏食

在设法解决孩子挑食、偏食的问题之前，我们首先要分析是什么原因导致孩子挑食、偏食。除了孩子的饮食习惯问题，还有很大一部分原因是孩子对某些食物过敏或者不耐受。

有的孩子喝了牛奶，或者吃了肉、鸡蛋之后，会出现轻微的腹胀、腹泻，甚至出现皮疹、恶心不适、呕吐等症状。

这些情况有可能是食物引起的过敏，我们需要进一步检查，明确孩子对哪些食物过敏。

比如有的孩子对花生过敏，有的孩子对鸡蛋过敏，有的孩子对牛奶过敏。明确了以后，让他适当地对这些食物进行回避。

当然，我们不能因为孩子过敏就允许他挑食、偏食，因为这会让孩子摄入蛋白质不足，影响到他的全面营养均衡，进而影响到生长发育。对于孩子

吃东西过敏的情况，父母应该灵活处理。如果过敏不太严重，我们可以想办法让孩子慢慢地耐受；如果非常严重，我们需要请营养科的专家参与进来，专门为孩子制订一个替代食谱，以保证小孩摄入充足的营养。

调和两代人的喂养矛盾

在我的门诊里，经常会看到爷爷奶奶、姥姥姥爷、爸爸妈妈带着孩子一起来，结果一不小心，就变成了家庭矛盾集体大爆发，在诊室里吵了起来。这些争吵，归根结底都是由于对孩子的喂养方法产生了分歧。

比如有的老人会用"垃圾食品"作为给孩子的奖励，对孩子说："你把这些东西都吃完了，我就给你买薯片。"孩子肯定喜欢吃好吃的"垃圾食品"，时间一长就会造成营养不均衡，扰乱生长发育的节奏，要么很胖，要么很瘦。

还有的老人炖汤的时候，会在汤里加点儿补品、药材，但是小朋友是不适合吃这些补品和药材的，如果补过头了，很可能引起孩子性早熟。我见过很多小朋友在三四岁时就出现小乳房发育，这就属于典型的性早熟。还有一些孩子，3 岁时的骨龄已经达到六七岁时的骨龄，都是由于长辈的错误喂养方法造成的。

用什么办法来解决矛盾

推荐四个方法：

第一，开家庭会议。爷爷奶奶、姥姥姥爷、爸爸妈妈应该达成统一战线、达成共识。

在孩子的喂养上，一家人一定要尽量达成一致意见。如果大人们都产生了分歧，那孩子更不知道该听谁的，自然会喜欢吃什么就只吃什么。

在大多数情况下，父母之间还是能达成共识的，但是长辈却常常不太配合。比如我们会遇到这样的情况：父母好不容易帮助孩子戒掉喝含糖饮料的习惯，结果爷爷奶奶背地里偷偷给孩子喝。

现在的小孩都很聪明，既然父母总是管着，很可能会在爷爷奶奶、姥姥姥爷那儿撒撒娇，形成突破。一旦撕开口子，将来就会成为一个大的漏洞，孩子也就很难养成好的饮食习惯。

而饮食习惯的养成就是健康行为的养成。这个时期，父母对孩子的干预，最重要的一点是要形成持久的影响。所以，家里的大人们一定要拥有共同的目标，一起帮助孩子培养健康的饮食习惯。

第二，及时鼓励。为了保证孩子养成好的习惯，我建议给孩子备一个食谱本，把他每天吃的食物都记录下来。当孩子表现好的时候，父母可以给予口头表扬。

第三，不要无原则地惯孩子。在我的门诊，有的小朋友一进屋就开始哭闹，父母为了满足他，又开始给他吃东西。得逞了以后，孩子更加有恃无恐，下一次还会这样，进入一个恶性循环。

我的女儿兔兔曾经也是这样，在她不会说话的时候她就哭，边哭边观察。当她发现我妥协了时，在她的头脑里就根植了这样一个信念：哭是最有效的。所以，每当我不能满足她的要求时，她就会哭。

后来，我觉得不能这么惯着她，就只是安慰她，不再无原则地满足她。我觉得她适当地哭一哭也没关系，有利于增加肺活量。她发现，原来哭并不能解决问题，就觉得没意思了，慢慢地也就收敛了。

规矩定下来以后，轻易不要主动打破，尽量按照规矩行事。不要因为心软，而导致孩子在好习惯养成的道路上功亏一篑。

第四，父母以身作则。小朋友是以父母为榜样的，如果父母胡吃海塞、暴饮暴食，那肯定很难培养出一个饮食自律的孩子。父母必须有良好的生活习惯，为孩子树立健康生活的榜样。

长高笔记

1. 要注意吃饭的时间，以 30 ~ 35 分钟为最佳，不宜拖得太长，也不宜太快。

2. 孩子偏食、挑食，必须找对原因，对症下药，才能更加科学精准地解决问题。

3. 两代人必须统一战线，在喂养孩子的问题上达成共识。父母要让爷爷奶奶、姥姥姥爷配合起来，帮助孩子养成良好健康的饮食习惯。

4. 知道还不是最重要的，最重要的是行动。我答复患者时，最常用的一句话叫"知易行难，持之以恒更难"。把科学喂养落实到位，才能让你的孩子真正受益。

亲子时间

找到孩子不爱吃饭的原因，然后对症下药。并且试着让小朋友积极参与到制作美食的过程中，比如让他跟你一起捏馒头。

调整睡眠，抓住最佳生长时间

0 ~ 3 岁的宝宝，睡眠时间是很长的，刚开始一天要睡 20 小时。睡眠对于宝宝的成长非常重要，但很多宝宝会出现睡眠问题，这也是让父母揪心的问题之一。

为什么我要这么强调睡眠的重要性呢？因为很多的研究表明，睡眠质量差的婴儿要比同龄婴儿矮。睡眠对于长个儿具有非常重要的意义。

良好的睡眠对婴幼儿来说，不仅有保障机体复原的作用，还有调控体格生长、增强学习记忆的功能。中国儿童睡眠不足已成为肥胖的高危因素，不仅会影响孩子长高，还会引起各种并发症，对儿童学习记忆功能的损伤具有不可逆的影响，对神经系统发育和身体发育也有着很大的伤害。

睡眠如何影响身高（长）

在睡眠时，生长激素的分泌量是清醒时的 3 倍。

经过长期对婴儿 24 小时的生长激素分泌情况进行监测，我们发现在睡眠的状态下，婴儿生长激素分泌的脉冲频率会达到峰值，比平时清醒状态下要高得多。

刚出生的婴儿，每天要睡 20 小时左右，这就保证了他能分泌大量的生长激素，宝宝的肝脏也能产生更多的类胰岛素样生长因子，而类胰岛素样生长因子作用于软骨，能让孩子迅速生长。

0～3 岁的孩子，能够长 40 多厘米，也是以这样的激素分泌情况来做保障的。

保证充足的睡眠，孩子的大脑休息好了，能够提高专注力，整个精神状态也会有明显的好转。身体得到了充分的休息，孩子的食欲也会更好。

睡眠能帮助孩子的肌肉得到放松，也有利于孩子骨骼、关节的整体生长，且能释放出更多的生长激素同步地改善孩子的身体状况，让孩子的身体得到迅速的恢复，帮助小孩更好地成长，这样长得高才有望。

反之，睡眠差，生长激素分泌量就会受到限制，影响孩子长高。

为什么宝宝总是睡不好

宝宝的睡眠最常见的三大难题：

第一，入睡难。小朋友像个永动机，总是不入睡。

第二，只有大人抱着才能睡，一放在床上就哭。

第三，整个睡眠的周期紊乱，白天睡不醒，晚上睡不着。

睡眠不好的孩子普遍又矮又瘦又小。因为睡眠质量差，导致生长激素严重分泌不足，抵抗力变弱，容易感冒、发热，并且易引起一系列其他的问题，甚至可能会合并一些新发的疾病，最终导致整体生长发育受到影响。

所以特别要提醒大家，孩子睡眠不好的时候，一定要找一找是什么原因引起的。

针对这些情况，我们要"对症下药"，有针对性地进行处理。

一个典型的情况，就是孩子尿多导致睡不好。我在门诊经常会碰到小朋友尿多的情况，这种情况父母必须重视起来。如果孩子每天的尿量超过2000毫升甚至3000毫升，就要小心是不是尿崩症。这种情况可能是孩子的下丘脑垂体区域长了肿瘤，或者是外伤引起的整个垂体后叶激素分泌不足导致的。这样，小孩就会大量喝水，不断地想要尿尿，严重影响睡眠。

另外，我在门诊也碰到过有孩子由于蛲虫病，导致肛门周围在夜里瘙痒，整夜睡不好。

孩子睡不好的情况有很多，父母要注意观察，必要时可以请儿科医生进行诊断。

睡多久最有利于长高

给大家推荐一个宝宝的睡眠时长表。

1 ~ 36 月龄宝宝的睡眠时长

月龄	睡眠时长（小时）
1 ~ 2 个月	14 ~ 20
2 ~ 5 个月	14 ~ 18
6 ~ 12 个月	13 ~ 16
12 ~ 36 个月	12 ~ 14

具体情况要因人而异，大致在这个范围内就可以了。如果孩子睡醒之后精神比较好，食欲也正常，就不要太纠结于少睡了半小时或者多睡了半小时。

小朋友基本上是个永动机，精力有时候会特别好，这时可以帮他营造一个睡眠的氛围，比如把灯调暗或关了、放点儿轻柔的音乐等。

比如我就发现兔兔喜欢听网络上的一些故事，到了快睡的时间，我就放故事给她听，小家伙自然就知道该睡觉了，很快就会进入睡眠的状态。

长高笔记

孩子的睡眠质量对于生长激素的分泌非常重要。不同的年龄，睡眠的时长各异，如果小朋友睡后精神好、食欲佳，稍微少睡一点儿也没关系，父母不用太过纠结。

亲子时间

记录孩子睡眠的时间，从几点到几点，是否在大致的范围内。帮助孩子养成健康、科学的睡眠习惯，在睡眠时把灯调暗或关了、放点儿音乐或者故事，让孩子快速进入睡眠状态。

利用五个方法，让孩子快速入睡

经常有妈妈来问我：小朋友睡前洗完澡就比较兴奋，或者睡前喝了太多的奶，夜里经常醒来，影响孩子的睡眠，这种情况怎么办？怎样能让孩子一觉睡到大天亮呢？

给大家介绍哄孩子快速入睡的五大方法：

第一，洗完澡以后，别马上就哄睡。

第二，清除各种原因导致的睡眠障碍。

第三，合理安排午睡，午睡时间不能太长。

第四，减少睡前的刺激。

第五，固定睡前的流程。

洗完澡怎样哄睡

小朋友一般都喜欢玩，喜欢磨蹭，比如一边玩一边洗澡，洗澡的时间会很长，因此会推迟睡眠的时间。这种不好的习惯，父母需要纠正。

最重要的一点是，洗完澡不能立即哄孩子睡觉。因为洗澡之后，孩子的体温比较高，孩子边玩边洗澡，也会处于很兴奋的状态。这个时候，马上躺下来睡觉，也没有办法立刻入睡。

另外，洗澡过后体温过高也会抑制褪黑素的分泌，而褪黑素对于促进人的睡眠有很积极的作用。褪黑素缺乏，会直接影响孩子进入深睡眠的状态。

所以给宝宝洗澡时，要尽量控制时间，比如把洗澡的时间提前 1.5 小时，孩子洗完澡之后，等到体温降到正常状态再睡觉。

有时孩子太困了，可以适度缩短洗澡的时间，也可以用常温的毛巾适度地敷在孩子的额头上，降低孩子的体温来帮助孩子尽快进入睡眠。

如何清除睡眠障碍

优化与孩子睡眠相关的一些基础条件，对于促进孩子的睡眠很重要，比如挑一张好的床垫、一个合适的枕头。

如何给孩子挑合适的床垫

有的小朋友是和父母一起睡，但大人的床垫一般很软，容易导致身体下陷，被动弯曲，既不利于整个脊柱的发育，也不利于身体的健康生长，影响孩子整体的长高速度。

给小朋友挑床要注意不要太硬，也不要太软，避免席梦思、棕绷床，最好选择弹簧、乳胶、记忆泡沫等材质的床垫。

如何给孩子挑合适的枕头

枕头不合适也会对孩子生长产生负面的影响，让孩子的头颈部发育受阻，影响大脑的休息，阻碍生长。

跟爸爸妈妈一起睡，用大人的枕头，高度太高了。原则上，孩子 2～3 岁时，要用儿童专用枕头，枕头要薄，硬度要适中，不能太硬，也不能太软。

怎样安排午睡

很多孩子午睡时间太久，导致晚上无法入睡，最终严重影响作息规律。

首先，午睡时间不要太长，最好不超过 2 小时，也可以更短。比如在夏天，我们午睡的时间越长，醒来之后反而会越困。为什么呢？因为好的午睡其实仅仅要求我们"打个小盹儿"，成年人一般午睡时间在 10 分钟至半小时就够了，原则上不宜超过半小时。而对于小朋友来说，午睡不宜超过 2 小时。

其次，午睡距离晚饭的时间尽量要远一些，到了下午五六点就别再睡觉了，否则，睡眠节奏会混乱，不仅会影响到晚间的睡眠质量，还会影响到孩子的晚餐摄入量。

如何减少睡前刺激

睡前要减少光的刺激，睡前 1～2 小时要关电视。

目前的流行病学调查发现，孩子接触电视的年龄往往偏小，1～2 岁的孩子可能就开始和爸爸妈妈一起看电视了。而这个年龄的孩子视力发育还不好，过早地看电视对眼睛的发育是不利的。

另外，长时间接触 iPad、电视、电脑等电子屏幕，也不利于孩子的大脑发育。孩子可能会出现夜里抽动的现象，睡觉时来回辗转，梦里容易惊醒。国外的研究显示，如果盯着这些屏幕时间太久的话，孩子甚至可能会出现癫痫。

所以，睡前 2 小时一定要关掉电视，关掉过强的光源，让孩子充分做好入睡的准备。可以有意识地调暗房间的光线，改用柔和的小夜灯。

有研究发现，如果夜里开灯睡觉，光的刺激会导致孩子褪黑素的分泌异常，导致性发育紊乱。所以孩子睡着之后，父母也要注意关掉小夜灯。当然，小朋友可能都会怕黑，在这种情况下，我们可以先把夜灯开着，等他睡着以后再关掉。

怎样减少消化刺激

晚餐不宜过饱。睡前1小时，不要让孩子喝甜的饮料，不要进食糖果，也不建议睡前喝太多的奶。

吃得太饱、喝太多的饮料或者奶，容易导致一些危险的状况，比如反流、呛奶、呛咳等。另外，孩子在晚上整体的代谢水平会下降，本来就不需要摄入过多的营养。

1. 睡前不要喝饮料。晚上睡觉前喝太多甜的饮料，会引起血糖快速升高，抑制生长激素的分泌。

2. 睡前禁止进食。睡前进食容易导致小儿积食，积食以后腹胀，会影响到整体的睡眠质量。另外，睡前吃太多东西，会促进胰岛素的分泌，打乱生长激素分泌的规律，最终影响孩子长个儿。

怎样减少精神刺激

孩子睡觉前可能会特别喜欢玩。比如我女儿兔兔睡觉之前就特别爱闹，她会让我帮她倒立——拿大顶，然后再让她转圈圈。一套动作下来特别兴奋，然后大喊大叫，之后她就很难睡着了。

如果孩子在睡前玩得比较疯，很容易引起整个身体的神经兴奋，从而影响正常的入睡。爱玩是孩子的天性，大部分孩子都像个永动机，如果我们不加干预，他可以玩一整夜也不愿意睡。所以，父母需要有意识地引导孩子躺在床上，有的孩子你轻轻地把他摁倒后，他就会慢慢地安静下来，没过多久就能睡着了。

培养睡前仪式感

固定睡觉前的流程，增强仪式感，时间和流程要固定化，这样有助于培养孩子对睡觉的条件反射。比如"洗澡了""刷牙了""尿尿了"，都要让孩子有仪式感，要让孩子明白，到这个时间，他就得完成这些动作，然后进入睡眠。

父母要尽量帮助孩子好好入睡，比如调暗房间的光线，有节奏、有规律地轻拍孩子，或者给孩子唱睡眠曲、讲故事。比如我偶尔会给兔兔唱睡眠曲，她有时候喜欢听故事，我就讲点儿我小时候出丑的故事，她很快就会睡着了。

用舒缓的声音帮助孩子进入睡眠。等到孩子睡着了就熄灯、关掉音频，让孩子进入安稳的睡眠状态。这就是父母每天要跟孩子同步完成的睡前流程。父母不能一边看电视，或是做案头的工作，一边要求孩子去睡觉，而是先跟孩子共同把睡前流程做好，等孩子睡安稳了，再安安心心地工作。

小窍门

我总结了给女儿兔兔讲故事的几个作用。

一是传递潜在的信号，告诉兔兔该睡觉了。它能暗示孩子的大脑，引导孩子入眠。

二是增进与孩子情感联系的一种非常好的工具。

三是一个趣味学习的工具。我刚开始也没注意到这个。后来我发现她听着听着，时间长了，有的时候突然就会蹦出来一个新词，而这些词我并没有专门教过她。比如"狂风暴雨"这个词，对于一个三四岁的孩子来说是一个比较复杂的词，但她有一次忽然就说出来了。我听到之后感觉非常不可思议，我想这个词一定是她在听故事的过程中慢慢地学会的。

每天哪怕只给孩子讲 20 分钟的故事，孩子的语言能力、表述能力、演讲能力都会有非常好的提高，对孩子的成长是非常有助益的。

为什么孩子必须和父母分开睡

很多父母都咨询过我这个问题，说他们感到非常苦恼，因为小朋友到了五六岁甚至七岁，还没有跟他们分床睡，导致现在很难养成好的睡眠习惯。

所以，尽早和孩子分床睡非常重要。如果孩子到了好几岁，都没有和父母分开睡，那么不利于培养孩子独立的习惯。另外，早点儿和父母分开睡，也是为了孩子的身体健康，因为孩子和父母一起睡觉时，父母呼出来的二氧化碳可能会被孩子吸进去，对孩子的身体成长并不好。

一般我建议 3 月龄后，孩子要和父母分床睡，3 个月～2 岁，孩子和父母同屋不同床。

另外，婴儿床最好要靠着爸爸睡的一边。因为如果婴儿床靠着妈妈睡的一边的话，小家伙能闻到妈妈的气息，夜里会经常哭闹，要喝夜奶。如果靠着爸爸睡的一边，不仅有利于孩子断夜奶，也有助于父亲跟孩子加强精神联系。

2 岁以后，要开始训练孩子跟父母分屋睡。当然，这是个循序渐进的过程，假如孩子习惯了和爸爸妈妈一起睡，突然让孩子一个人睡，孩子难免会抗拒，爸爸妈妈可以慢慢地达到让孩子独睡的目的。

不要强行逼孩子一个人睡，因为小朋友特别怕黑，黑屋子会刺激到孩子，让他因为恐惧而无法入睡。

如果孩子小时候一直是和爸爸妈妈同床睡，在让孩子独睡之前，可以先从分床睡开始过渡。在爸爸妈妈的床旁边，给孩子准备一张他喜欢且舒适的小床，然后逐渐分开距离，为分开睡做好准备。

在正式分房睡之前，跟孩子做好沟通。爸爸妈妈可以通过小故事、绘本之类的向孩子传达"大孩子应该要自己睡"的观点。刚开始分房睡时，有些孩子可能会感到恐惧或者不适应，爸爸妈妈可以在入睡前多陪他一会儿，放音乐、讲故事，等孩子睡着了以后，再把夜灯关掉，离开孩子的房间。

另外，应该提前跟孩子说，有什么情况爸爸妈妈会立刻出现帮助他，让他能够安心入睡，即使半夜醒来，也不会因为爸爸妈妈不在身边而害怕。还有，睡前尽量少喝水，这样可以减少孩子因为要上厕所而起夜的频率，让孩子一觉睡到天亮。

当然，也有一些特殊情况需要家长特殊处理。比如孩子生病了，需要你的陪伴，那么你就可以暂时地和他一起睡，陪伴他。

但是，父母最终的态度还是要坚定。很多父母告诉我，原本已经跟孩子说好分房睡了，结果一段时间之后，孩子突然又要和爸爸妈妈一起睡了，甚至可能会半夜跑到爸爸妈妈床上赖着不走。遇到这种情况，很多爸爸妈妈都会心软，就跟孩子妥协了，结果每次分房睡都以失败告终。

所以，建议父母必须下定决心，不能太心软，而是应该温柔坚定地向孩子表明，爸爸妈妈想自己睡，宝宝也应该自己睡，不要让之前所做的努力前功尽弃。

长高笔记

帮助孩子建立仪式感，慢慢地帮助孩子形成准时入睡的好习惯。如果孩子睡眠出现问题，一定要帮孩子找到睡眠问题的原因，然后有针对性地进行解决。

亲子时间

记录孩子睡眠的流程，以及孩子睡眠的整体状态。如果孩子总是睡不好，就应该找找原因，有针对性地进行处理，帮助孩子更优质、更高效地入睡。

睡不好，夜里抽动，怎样改善睡眠质量

好不容易让孩子睡着了，但是也不能保证孩子一定睡得好。夜里容易醒来、踢被子等，都会导致孩子睡不安稳。而这些对于孩子长个儿也是十分不利的。

孩子睡不好的表现一般有五种。

第一，夜里容易惊醒。

第二，踢被子。

第三，打呼噜。

第四，睡眠的时候经常抽动、乱动。

第五，嗜睡。

怎样解决夜醒问题

首先要找到孩子夜醒的原因，一般有四种情况。

第一，房间过冷或者过热，被子太薄或者太厚，都会让孩子睡得不舒服。大部分父母都有这样的体会：孩子睡觉会满头大汗。这很可能是房间太热导致的。当然，孩子容易出汗也可能是由于缺乏维生素 D，但大部分情况下，都是因为室内温度太高引起的。小朋友本身的躯干温度会比较高，所产生的热量也会比较多，所以会满头大汗。这是一种正常的生理现象。

第二，饥饿。

第三，大小便，换纸尿裤。

第四，生病，比如肚子不适、发热等。

那么怎样根据具体情况应对宝宝夜醒的问题呢？有两个办法。

如果孩子总是哼哼唧唧的，有吮吸反应，先不着急，不妨先观察，看看有什么新的变化。一般来说，不插手，旁观就可以了。

如果孩子大声哭闹，家长可以给予适当的安抚，要是孩子能慢慢地入睡，说明还不饿。如果孩子真的饿了，家长即使安抚、轻拍也是没用的，必须适度地喂奶。

这里要补充一点，不要让孩子养成边吮吸乳头边入睡的习惯，这对孩子的牙齿、口腔卫生都不好。孩子如果不吮吸了，妈妈可以转转乳头；如果他还是不吮吸，就要把乳头抽出来，让孩子进入睡眠状态。入睡之前一定要给他拍拍奶嗝儿，避免呛奶。

定时夜醒如何扭转

孩子总在夜里的同一时段醒来。在这种情况下，我们可以用定时的"唤醒法"来帮助他。

具体做法也很简单，你可以记录下孩子每夜醒来的时间，然后在下一次，提前半小时把孩子叫醒，对孩子进行适当的安抚和拍打，让孩子重新进入睡眠的状态。

这样做是为给孩子重置睡眠时间。

一般坚持 2~3 个星期，就能帮助孩子解决夜里定时醒来的问题。如果还是没有效的话，再找其他方面的原因，或者到医院检查一下孩子是否有其他的疾病。

如何避免踢被子

我女儿兔兔睡觉的时候，会经常把被子踢下床，然后开始满床地折腾。很多小朋友都会出现这种情况，所以我们要先找到孩子踢被子的原因。

小朋友踢被子最常见的原因有三个：一是被子盖得太厚了；二是睡前喝水太多了，他想上厕所；三是孩子的神经发育还不是特别成熟，在夜里受到刺激会特别兴奋，容易无意识地踢被子。

踢被子容易让孩子着凉，所以我们要想办法帮助孩子解决这个问题。有几个简单的建议。

第一，准备两边有拉链的睡袋，适当地保护孩子，防止他踢被子。而且睡袋一般不会太厚，能够让孩子睡得更舒服。

第二，可以让孩子穿厚度合适的小肚兜、背心，这样，即使孩子踢了被子，也可以防止他着凉。

第三，灵活处理。比如兔兔妈给兔兔找了一个长睡衣，旁边还有拉链，这样，即便孩子把被子踢了，也不容易着凉。

睡觉打鼾怎么办

小朋友打鼾实际上是一个常见的现象，如果比较严重，就可能出现大脑缺氧，危害到孩子的智力发育，影响孩子长个儿。

针对打鼾，一定要弄清楚是什么原因。不同的疾病、不同的状况都可能会引起孩子打鼾。

常见的会引起打鼾的疾病有腺样体肥大、扁桃体肥大、过敏性鼻炎等，父母应该带孩子去医院做进一步的检查，明确病因。特别要提醒大家，如果每周超过 3 个晚上都出现打鼾，建议父母一定要带孩子到专科医院做进一步检查，排除一些危急的情况，不要觉得打鼾是正常情况而延误就诊。

睡觉抽动怎么办

我们先要搞清楚，孩子睡觉的时候为什么会抽动。一般都离不开下面这些原因：

第一，浅睡眠的时候，小朋友的手脚会不由自主地抽动，甚至全身有轻度的抽动。这是一个正常的生理现象。

第二，由于缺乏维生素 D，整个肌肉神经的敏感性会增加，稍微一刺激就会有抽动的情况。在这种情况下，如果及时补充维生素 D、钙，可以明显地缓解孩子的抽动。

第三，温度过低、光线刺激、噪声刺激，都会影响孩子的睡眠，导致孩子抽动。这时候，只需要密切地观察，没有经常性地发展下去，一般不会有太严重的问题。

如果孩子持续地抽动，并且有加重的趋势，可以到神经科做一个像长城的脑电图检查，排除一下孩子有没有癫痫方面的问题。

孩子白天嗜睡怎么办

如果孩子夜里睡觉质量不高，白天出现了嗜睡、记忆力下降、表情木讷、不爱积极参加集体活动的情况，也需要专门去检查一下，是不是有缺氧和一些其他疾病的因素。

长高笔记

积极地观察孩子的睡眠情况，看看他晚上是否睡得安稳，第二天精神如何。如果发现有问题，要找出导致孩子睡眠质量欠佳的原因，及时地进行纠正。

亲子时间

请大家比照前面说的睡不好的五大原因，给孩子的睡眠情况做好记录，了解孩子的睡眠状况。

如何辅助孩子运动，让个子蹭蹭长

习惯运动的孩子比不爱运动的孩子成年后的身高要高 2～3 厘米。不仅如此，对 0～3 岁的孩子来说，运动除了能帮助长高，还能促进大脑的发育。

有的孩子到了 10 个月还不会站，15 个月还不会走，父母就特别着急，怀疑孩子是不是有什么问题。其实运动是一个循序渐进的过程，要让孩子一点儿一点儿地去适应。

婴幼儿的运动分三个阶段：

第一个阶段：翻身。

第二个阶段：坐、爬。

第三个阶段：从爬慢慢过渡到站和稳定地走路。

翻身阶段的辅助运动

在正常情况下，新生儿一般可以抬头稳定 1 ~ 2 秒钟；3 个月，可以稳定地保持抬头；6 个月可以双手撑住坐一会儿；7 个月可以翻身；8 个月基本上可以爬行了；9 ~ 10 个月，能够在看护人的辅助下站立；11 个月可以稳定地站一会儿；到 15 个月之后，就能稳定地走路了。

当然，每个孩子的情况都有所差异，以上是大致情况。

6 个月后进入翻身阶段，看护人可以辅助孩子每天持续性地做 1 ~ 2 次的四肢屈伸运动，促进小朋友大运动（指肢体、躯干的动作）的发育。

在辅助孩子运动的过程中，最重要的原则是循序渐进。比如，小朋友先是从仰卧慢慢到侧卧，然后是俯卧，这样自如地连贯起来。一点儿一点儿地帮助孩子动起来，这样很简单的动作就能很好地促进小朋友大运动的发育，并且改善小朋友全身的血液循环。

看护人可以在孩子做运动的同时，轻轻地用声音来提醒孩子，比如，"宝宝，我们把手举起来吧""我们现在要伸腿啰""我们来翻个身吧"……让孩子慢慢地找到声音跟运动的相关性。

坐、爬阶段的辅助运动

俗语说"七坐八爬"，七八个月大的孩子最好每天能够持续 5 ~ 10 分钟的爬行。父母要帮助孩子慢慢地适应爬行，先辅助孩子保持稳定地抬头，接着进行双上肢、双下肢的移动。

我建议父母试着用玩具或者其他的东西来吸引小朋友的注意力，让孩子从被动运动到主动运动。

你可以把一个稍带颜色的玩具放在他的前面来吸引他，他会单手撑着，另一只手去抓你手里的玩具。通过这种引导，可以让孩子更协调地运动，"抓玩具"的动作还能够帮助小朋友的手进行精细的活动。此时，你还可以慢慢地移动手里的玩具，引导孩子主动地去追踪玩具。

这种训练方法，能够更好地锻炼孩子手、脚的协调性，以及眼睛、手的协调性。适度加强下肢的力量锻炼，能保证孩子将来养成更好的运动习惯。

在我的女儿兔兔的成长中，我特别喜欢跟她一起爬行。对这个阶段的小朋友来说，爬行是一个非常好的运动形式。通过爬行，小朋友还能够更好地了解、探查世界，激发他们的好奇心。

站立、行走阶段的辅助运动

10个月的孩子可以在看护人的帮助下站立；11个月基本能稳定地站立；到了15个月，可以进入稳定地走的阶段了。

为了更好地锻炼孩子走的能力，看护人可以增加运动的形式，比如吹泡泡，让宝宝去追泡泡，还可以慢慢过渡到给宝宝扔皮球，扔到1~2米之外，让宝宝自己去捡。

另外，躲猫猫也是一种很好的方法。你可以躲在沙发后面，让孩子循着声音来找你。

等孩子习惯走路之后，你可以进一步帮助孩子进行蹦和跳的训练。这能够增强孩子的感觉统合（以视觉、听觉、味觉、嗅觉、触觉等从环境中获得信息输入大脑，大脑再对其信息进行加工处理，然后做出适应性反应的能力，这个过程称为感觉统合）。

比如引导孩子模仿兔子跳，能够帮助孩子提高下肢运动的能力，以及手脚协调的能力。这其实也是很好的感觉统合的训练。在辅助孩子走路的过程中，看护人要掌握一个重要的原则：此时孩子是没有安全意识的，所以孩子走路的时候，看护人一定要全程陪伴，而且要帮助孩子做好防护，防止摔伤。

另外，我建议父母在辅助孩子走路的同时，试着帮助孩子培养安全意识。比如，我女儿兔兔当时特别喜欢翻书，我就让她自己翻书，主动去找她喜欢看的图，再通过讲故事配合起来，给她上"安全课"。

长高笔记

父母在宝宝 0~3 岁的时候，要协助他慢慢尝试更多的运动形式。

不同的时期，不同的发育阶段，手脚协调、肌肉发育的情况不同，整体上会有所差异。由于家里的环境、教养方式的不同，小孩的运动开始的时间也可能会有所差异，一般来讲，差异只要不超过 2 个月，都是可以接受的。

完全可以通过正确的引导和辅助，来帮助孩子更好地开发他的运动能力，父母不用着急。

亲子时间

请父母选择一种运动项目，比如跟孩子一起爬。

再准备一个本子，在上面记录下孩子的成长，比如什么时候能抬头、坐、爬，把每天的运动时间记录下来。

有的父母经常向我咨询他们孩子的情况，但是缺乏可视化的成长记录，所以我建议大家做记录，这是一本非常温馨的成长记忆。

维生素 D 促进长个儿，怎么补充最科学

对于 3 ~ 18 个月的孩子来说，缺乏维生素 D 是最常见的现象。尤其在北方，秋冬季由于天气不好，可能会出现日照不足，而晒太阳能够促进人体内合成维生素 D，如果光照不足，自然会导致维生素 D 的缺乏。对于南方来讲，梅雨季节时日照不足，也会导致孩子缺乏维生素 D，从而大概率地引发佝偻病。

现在，虽然严重的佝偻病并不常见，但是由于缺乏维生素 D 而导致孩子生长发育迟缓，还是很常见的。所以，帮助孩子科学地补充维生素 D，对孩子的身体有非常重要的作用，尤其会促进孩子骨骼的发育。

如何补充维生素 D 最有效

在门诊，经常会有家长忧心忡忡地问我，孩子从出生到现在天天在补钙，为什么还会出现佝偻病呢？

在这里，我想特别强调晒太阳的好处。

很多父母基本上不让孩子外出晒太阳，错误地认为孩子越白越漂亮，越白越健康。实际上，我们体内 90% 以上的维生素 D 是通过太阳光的照射获得的，而维生素 D 能帮助我们促进钙的吸收，它有利于我们整体的生长发育，尤其是骨的生长发育。

很多父母还会陷入另一个误区：担心孩子缺钙，所以拼命给孩子补钙，觉得这样就够了。实际上，维生素 D 是促进钙吸收的关键因素，如果维生素

D 不足，补再多的钙也无济于事。

钙是我们骨骼的重要成分，如果缺钙的话，就会影响到我们骨骼的发育。个子高的人腿长，就是因为他的长骨在生长，而钙在长骨的生长中起着非常重要的作用。所以，我们必须摄入足够的钙，才能让骨头长得更结实，身体更苗壮。

如何科学地晒太阳

1. 时间和频率

以北京为例，北京在北纬 39 度 ~ 41 度，所以我们推荐的晒太阳的时长为：3 ~ 5 月和 9 ~ 10 月，每天 30 ~ 60 分钟；6 ~ 8 月，每天 20 ~ 45 分钟。

0 ~ 3 岁的小朋友，皮肤还比较娇嫩，晒太阳时一般要避开上午 10 点 ~ 下午 3 点，以免被强烈的日光灼伤皮肤。

2. 晒太阳的装备

很多父母会有疑问：孩子出去晒太阳会不会容易被灼伤？需不需要防晒衣、防晒霜？

我建议普通穿着即可，皮肤暴露的面积要大，不必穿防晒衣。

分享一下我的一个故事。2008 年春天，我在美国密歇根大学学习。那时候，天朗气清、风和日丽，我经常看到草坪上白乎乎的一片，走近了一看，原来是姑娘、小伙们全趴在草地上晒太阳，衣服穿得很少，晒完正面晒背面。其实，这就是最好的补充维生素 D 的方法。

另外，我个人觉得没有必要涂防晒霜或者戴墨镜。父母可能会特别小心，担心孩子被日光灼伤，所以严阵以待，一定要给孩子涂上防晒霜，戴上墨镜。但事实上，涂上防晒霜后，孩子很可能就无法接受足够的紫外线，没办法让体内产生更多的维生素 D。我常常跟父母说，小朋友要比我们想象的坚强得多，我们不要过分地照顾，温室的花朵是长不结实的。

当然，如果阳光的确比较强烈，可以给孩子戴上有帽檐的帽子。如果孩子觉得热了，出汗了，可以到树荫下待一会儿。所以，有树荫的公园或者广场，就是很好的晒太阳的场所。

晒太阳的衣着和防护

衣着	防护措施
①应季日常穿搭即可 ②皮肤暴露面积大 ③不要穿防晒衣	①不涂防晒霜 ②不戴墨镜 ③帽子有帽檐

3. 一定要到户外去

对于北方来说，冬天外面风大，而且温度低，可以在家里隔着玻璃晒太阳吗？很多父母都跟我说，隔着玻璃晒肯定也能起作用，因为晒一会儿，全身就暖和了。

但事实上这也是个误区，因为玻璃会把紫外线里的 UVB 波段给过滤掉，所以隔着玻璃晒太阳无法促进我们的皮肤合成维生素 D，必须到户外去晒。

晒太阳的适宜时间

春秋季	9：00 左右
夏季	8：00 左右
冬季	9：00 ~ 10：00 左右
全年	16：00 ~ 17：00 均适宜 避免 10：00 ~ 15：00

长高笔记

我们体内所需要的维生素 D，高达 90% 都是通过晒太阳合成的。父母在带孩子晒太阳的时候，要避开上午 10 点 ~ 下午 3 点，在阳光充足但不强烈的时候到户外去。

在晒太阳时，要尽可能地暴露，不要过分遮挡。如果时间过长，可以适度地加强防护，以免被太阳光灼伤。在这个过程中，孩子如果出汗了，要适当到阴凉处补水，以免出现缺水或者灼伤的问题。

亲子时间

每天带着孩子出门晒太阳，珍惜大自然对我们无私的馈赠。

小于胎龄儿，如何完成追赶生长

一出生就特别瘦小，发育比同龄的孩子慢的婴儿，我们叫小于胎龄儿。在北京协和医院有的孩子出生时甚至低于 2 斤，遇到这样的孩子，很多父母都会特别揪心，担心孩子会出现什么问题。但一般在新生儿重症监护（NICU），在我们儿科大夫的努力下，这些小于胎龄儿都能实现追赶生长，非常健康地长大。

小于胎龄儿的判断标准

小于胎龄儿的判断标准是多方面的：首先，可以从体重上进行判断；其次，是参照小于胎龄儿的一些常见的临床表现来判断；最后，是根据孩子的生长周期来进行衡量。

1. 从体重上判断

先要看孩子出生时是否足月，如果足月，我们要关注孩子的出生体重。

看出生时的体重是否低于同胎龄、同性别、同种族的平均体重第 10 百分位。我在本书的附录中为大家提供了一个衡量孩子体重的百分位数值表，大家可以根据表格进行判断。

还有一种简单的判断方法，就是看孩子出生时的体重是否低于 5 斤。一般足月出生的孩子，如果体重低于 5 斤，就属于小于胎龄儿。

2. 从外表判断

小于胎龄儿一般会显得比较瘦小，伴有皮肤松弛，容易脱屑；有的孩子会出现典型的面部萎缩或者"干瘪"的情况；有的孩子显得脐带较细。

这样的孩子，胃口往往会比较差，有的孩子整体的大动作发育、肢体动作发育、整体行为方面发育都会比较慢。

3. 观察时间节点有哪些

对于小于胎龄儿，观察的关键时间节点主要有三个：一是 6 月龄，二是 1 岁，三是 2 岁。

在北京协和医院，从 1986 年到 1989 年，对 121 例小于胎龄儿进行了随访观察。

我们发现，最初的 6 个月里，小于胎龄儿往往会尽量地追赶。普通孩子 6 个月的生长速度一般是 16～18 厘米，而小于胎龄儿的生长速度能达到 20～22 厘米。到 6 月龄的时候，大概有 64% 的小于胎龄儿能实现追赶生长，身高（长）达到第 10 百分位。到 2 岁的时候，有大约 85% 的小于胎龄儿生长速度能够追上来，但还有将近 15% 的孩子无法达到正常身高（长）。

如果到了 2 岁，孩子的生长速度还没有追上来，就要到专科医院就诊了。到 3 岁左右，如果生长速度还是不理想，我们就要进行适度干预。

这段时间的追赶生长，对孩子未来的成长起到非常大的作用，而且对未来会不会出现一些其他的代谢性疾病，有一定的预示意义。

北京协和医院一直留存着 1949 年前的病历，所以我们院的一位教授把 1949 年前在北京协和医院出生的小于胎龄儿的病历都找了出来，并且和他们 50 岁、60 岁甚至 80 岁时的病历做了研究和分析。

研究者通过分析病历，并且对其中一些人进行体检，做腰围、体脂的测量，最终发现了一个普遍的现象：小于胎龄儿到了 60 岁以后，得痴呆、肥胖、糖尿病、高血压、高脂血症的风险远远高于普通人。

这个研究说明，孩子在胎儿期如果营养不良、生长迟滞，会留下一个印记，在成年以后，更容易得代谢性疾病。

注意事项

发现孩子属于小于胎龄儿后，很多父母就会特别焦虑，拼命地给孩子补充营养，但很可能会矫枉过正。

对于小于胎龄儿来说，在追赶生长的过程中要特别注意一点，那就是不能为了加速生长，而造成营养过量、体重增长过猛。因为体重增长过猛会导致孩子出现胰岛素抵抗，将来增加患代谢性疾病的风险。所以我们必须科学合理地帮助孩子实现追赶生长，而不是迅速地把他催成一个小胖子。一旦催成小胖子，对孩子总体的健康是不利的。

父母可以在新生儿大夫、营养科大夫的指导下，帮助孩子强化营养，除了纯母乳外，还要补充特殊的配方奶粉。

父母要注意定期检测孩子的身高（长）和体重，以 3 个月、6 个月、9 个月、12个月、2岁、3岁为节点，及时地监测孩子的生长速度，并且对孩子的体脂率进行测量，避免出现体脂堆积、长得太胖的情况。

什么情况下该求助医生

如果孩子到 2 岁时生长还没有追赶上，就要去医院就诊检查了。必要的时候，要在医院做生长激素兴奋试验，或者进行一系列的其他检查，对孩子的整体身体状况进行客观评估。

这样的孩子往往伴随着大动作发育迟滞，所以家长一定要鼓励孩子积极地参加有氧运动，比如快走、慢跑、跳绳等，同时可以加入一些让手脚协调的运动。如果是女孩，可以带着她一起跳一些简单的舞；如果是男孩，可以带他玩皮球、玩游戏，锻炼孩子的手脚协调能力。孩子手脚越协调，大脑发育就会越好。而且对孩子来说，适当的运动可以避免将来发胖，以及出现代谢性疾病，对健康有非常积极的作用。

对于这样的孩子，因为将来患代谢性疾病的风险会增加，所以这个时期饮食上一定要注意低油、低脂、低糖，多吃蔬菜。通过均衡饮食，养成健康的生活习惯，能够有效地帮助小孩降低成年后患代谢性疾病的风险。

另外，这类孩子的胃口往往会特别差，稍微吃一点儿就容易积食，所以父母需要帮助孩子促进肠蠕动，比如吃完饭之后带孩子进行适当的活动，促进消化，还有尽量在菜式上下功夫，帮孩子逐渐改善胃口。

长高笔记

对于小于胎龄儿，2 岁时如果能实现追赶生长，那么以后很有可能会拥有理想的身高（长）。父母要注意的是帮助孩子养成健康的生活习惯，减少高油、高盐、高糖的饮食，避免孩子营养过剩，降低孩子成年之后患各种代谢性疾病的风险。

如果孩子在 2 岁前没有实现追赶生长，那么父母要及时地带孩子到专科医院进行进一步的检查，寻找相应的原因，进行有效的干预。

亲子时间

对于小于胎龄儿，父母一定要做好孩子身高（长）、体重的监测，尤其在 6 个月、1 岁、2 岁的关键时间节点，并且对照儿童身高（长）、体重百分位数值表进行判断，看孩子是否在正常生长。

同时，一定要帮助孩子养成健康的生活习惯，包括饮食、运动等，激发孩子的生长潜能，让孩子用后天的努力弥补胎儿期营养上的不足，健健康康地成长。

3 岁之前，能够用药物来帮助长高吗

对于一些由于缺乏生长激素而导致矮小的孩子，我们一般在经过评估之后，会利用生长激素进行治疗。很多家长也知道，生长激素可以促进孩子长高，所以有的家长在孩子不到 3 岁的时候，就来医院请求医生，要求给孩子注射生长激素。

那么我们就来了解一下，对于 0 ~ 3 岁的孩子来说，生长激素到底应不应该用。

另外，3 岁之前的孩子，在使用药物方面，应该注意一些什么？

激素都是有害的吗

大家对于激素有很多误区，最常见的误区是一听激素就觉得是个坏东西，会导致人长胖、股骨头坏死、性早熟等问题。

事实上，激素对我们也是有一定帮助的。

在这里，我们只简单介绍两种激素：糖皮质激素和生长激素。

糖皮质激素，能帮助我们治疗一些很凶险的疾病。最常见的糖皮质激素有氢化可的松、地塞米松等，可能大家在遇到过敏、发热、风湿免疫性疾病的时候，医生都会给开这些药，用来抑制人体的反应，起到缓解症状的作用。

对于很多个子偏矮的孩子，医生都会让他们注射生长激素。

那什么叫生长激素呢？

人体内的生长激素是由脑垂体分泌的，能直接刺激骨骼的生长。孩子要长高，主要靠上肢骨、下肢骨等长骨的不断增长。我们之前介绍过，长骨的末端有个生长板，叫骨骺。骨骺中有许多软骨细胞，在生长激素的作用和刺激下，软骨细胞不断分裂、增殖，分泌胶原基质，然后钙化成骨。简单来说，我们长高离不开生长激素的作用。

生长激素制剂的临床应用已经有40多年了，全称叫"基因重组人生长激素"。对于适应证的孩子来说，它的效果很好。很多由于缺乏生长激素而导致矮小的孩子，在使用了生长激素之后，达到了理想的身高。

所以说，激素并不一定都是有害处的，只要用对了地方，就能起到很不错的效果。

如何正确地使用生长激素

糖皮质激素的正面作用是帮助我们治疗哮喘、过敏、免疫性疾病等常见病；负面作用是如果长期使用，会抑制孩子长高。有的孩子一旦用上这类激素以后，整体的生长速度就会下降。

我常常会在门诊碰到各种因为滥用激素导致孩子发育紊乱的例子。比如，有的孩子诊断出了红斑狼疮，这个病很凶险，必须用糖皮质激素来抑制。而小朋友用了糖皮质激素以后，整体发育速度就慢下来了，还会导致发胖，到了十二三岁，个子比同龄的孩子矮一大截。

遇到这种情况，父母往往非常着急，甚至很多父母来到我的门诊时，一进诊室的门就跪下了，哭着问我能不能帮孩子长高。

我跟这些父母说要先把原发病稳定下来，治好了以后，才能考虑用生长激素治疗。

还有一种疾病，我在门诊也经常会遇到。这种疾病叫先天性肾上腺皮质增生症，其中最常见的是 21 羟化酶缺陷症，是一种常染色体隐性遗传病，会导致肾上腺皮质激素合成不足，从而出现肾上腺代偿性的增生。增生以后，它会分泌过量的雄性激素。

有这种疾病的孩子，往往肾上腺皮质功能不足，同时，肾上腺来源的雄性激素分泌增多。女孩会男性化，男孩会性早熟。如果我们不用糖皮质激素来抑制，孩子到了十一二岁，骨骺可能就会闭合，长不高了，所以必须用糖皮质激素改善他的肾上腺皮质功能不足，抑制肾上腺皮质增生，减少肾上腺来源的性激素，全面改善这个孩子的生活质量，改善孩子未来的身高。

总之，孩子是否应该打生长激素，什么时候打，都需要由专业的医生来进行综合性评估和判断，千万不能自作主张。

所以，对于有特殊疾病的孩子来说，生长激素的使用原则，是先治疗原发疾病，再寻求长高的方法，而且必须到医院做进一步的检查，明确病情，稳定情况，再判断是不是可以开始相应的生长激素治疗。

我们也会跟儿科风湿免疫病的专家进行进一步的合作，希望对于这样的孩子，能够改善他们的生活质量，改善他们的生长发育情况，让他们拥有更好的未来。

生长激素打不打

很多父母来门诊，跟我们说："大夫，我的孩子特别矮，现在要求用生长激素，听说你们的生长激素非常有效，也非常安全，我现在要求马上进行生长激素的治疗。"

还有一次，一对父母带着孩子来到我的诊室，这个孩子3岁才长到85厘米。父母心急如焚，说他们都矮，吃尽了苦头，不能让孩子输在起跑线上，要求我现在必须给孩子注射生长激素。

我通过一系列检查，给这个孩子做了评估，结论是孩子非常健康。之后又了解到，孩子的父母都是十四五岁开始发育的，属于青春期比较迟的类型。所以，我又让孩子拍个监测骨龄的X片，结果显示孩子的骨龄连2岁都不到。

按照标准，2岁的骨龄，85~87厘米就够了，而且经过询问，发现他一年能长6厘米，这说明他的生长速度是很正常的，只是青春期比其他孩子稍微迟一些，但并不影响终身高。

所以，我给孩子父母的建议是，不用着急进行激素治疗，要先从健康的生活习惯抓起，养成了好的习惯，以后的身高一般不会出问题。

怎样判断是否该打生长激素

我们在门诊甚至遇到过这样的情况：有的孩子出生之后连满月都还没到，父母就抱着来了，说他俩都矮，所以希望孩子快点儿长。

由于个体的发育差异非常大，0～3岁，我们不建议注射生长激素，也不建议小朋友太早去检测生长激素。因为孩子体内的激素调控体系一般要到4岁左右才能完全成熟，在4岁之前，如果给他做与激素有关的激发试验，有可能会出现假阳性、假阴性等错误的结果，影响正常判断。

所以，我不建议一开始就考虑用激素来干预孩子的生长发育。参考我前面提到的内容，我们还是先从饮食、睡眠、运动、防病，还有养成健康的生活习惯等方面着手，同时加强监测，了解孩子的整体生长速度，让孩子健康苗壮地成长。

一定要记住，培养好习惯比打针更重要。

对孩子最好的投资，就是帮助孩子养成一个健康的生活习惯，比如让孩子热爱运动、好好吃饭、按时睡觉等。这些都是小朋友生长发育最基础的条件，基础打扎实了，孩子将来就能长得更高。

等到孩子3～4岁时，再综合地进行判断，看看是否需要打生长激素也来得及。

不建议打有哪些原因

我们不太建议0～3岁的孩子注射生长激素，还有一个原因就是实际操作起来并不现实。

因为如果我们确定要给某个孩子使用生长激素，那么注射频率是非常高的，有可能每天都需要注射。如果达不到这个注射频率，那么也不会起作用。而对于 0 ~ 3 岁的孩子而言，打针本来就是一件很困难的事情，小朋友往往不会配合，那么每天注射就更不可能实现，也就达不到好的效果。

很多父母担心，推迟干预可能会错过机会，耽误孩子的生长，事实上这也是过虑了。在我的门诊，5 ~ 7 岁开始治疗，后来生长速度追上来的比比皆是。事实上，来我门诊就诊的孩子平均年龄是 11 ~ 12 岁。根据随访的结果，男孩到青春期以后一般能长到 170 厘米以上，女孩能长到 160 厘米以上，基本上都是不错的，比父母高很多。

所以，不管孩子现在身高（长）如何，父母都不要着急，先弄清楚孩子矮小是什么原因引起的，然后进行对应的处理。经过判断，你可能会发现孩子的身高（长）是正常的，那么只需要帮助孩子养成良好的生活习惯就够了。

即使通过分析，发现孩子确实比较矮小，生长速度缓慢，那么我们在 5 岁之后开始进行治疗，也完全可以让孩子达到理想的身高。只要早发现、早诊断，进行合理的干预，最终都能得到理想的结果。

小于胎龄儿打不打生长激素

小于胎龄儿状况比较特殊，所以给大家分享几点建议。

1. 对于 2 岁时能实现追赶生长的，我们都可以先不治疗。在这个过程中，一定要督促他养成一个健康的生活习惯，低油、低脂、低糖饮食，多吃蔬菜，均衡饮食，这是主要的。

2. 要养成有氧运动的习惯，引导孩子热爱运动，降低孩子成年以后患代谢性疾病的概率。

3. 如果 2 岁时，孩子没有实现追赶生长，建议到医院进一步就诊查看，查明原因再来有针对性地进行治疗，并且决定是否需要注射生长激素。有时，即使孩子在 2 岁时生长速度没有追上来，我们也不用立即打生长激素，可以继续观察到 3～4 岁。当然，具体的应对措施需要在专科大夫的指导下来进行。

家族性矮小，是否可以注射生长激素

家族中的女性，比如妈妈、姥姥，身高低于 150 厘米；家族中的男性，比如爸爸、爷爷，身高低于 160 厘米，这种情况我们称为家族性矮小。

家族性矮小的孩子，3 岁前要培养好的生活习惯，看看能不能实现追赶生长。3 岁以后，到专科医院进行进一步的检查，诊断明确之后，可以考虑用生长激素进行辅助性治疗，帮助孩子实现追赶生长。追赶成功以后，进行定期的复查和观察就可以了。

把家里的药瓶藏好

给大家分享一个例子。有一对父母带着孩子来到门诊，这个孩子才 3 岁，已经出现了乳房增大。

父母很着急，我们就去找原因。比如，有没有过量地补充一些性激素或者补品？身上是不是长了肿瘤？有没有出现肾上腺皮质功能不足引起的肾上腺来源的性激素增多？最后，各种情况都排除了，也没查到任何引起这个孩子性早熟的原因。

后来我们建议父母，回家去好好检查一下，看看有没有什么特殊的情况发生。

结果爸爸妈妈回去一翻，发现他们放在抽屉里的避孕药全部空了。因为红红绿绿的药片挺好看，小家伙就把它们吞下去了，一瓶避孕药都吃了。

所以，我想提醒各位父母，这个年龄的孩子，好奇心特别重，又没有安全意识，看到什么都想往嘴里放。孩子探索这个世界的方法，就是能不能吃，能不能放到嘴里去。所以，他可能会把各种药片当作糖豆来吃，误服的话，可能引起各种问题。在我们医院发生过很多类似的情况，小朋友乱吃各种各样的药，比如泡腾片，吃下去以后，小朋友口腔里冒白泡，导致误吸，最后差点儿送命。

比如上面这个例子中，孩子就是误服了避孕药，引起性早熟。

所以家里的各种药丸，不管是避孕药，还是抗生素，一定要安全摆放，最好是锁起来，或者放到高处，让孩子找不着。

打疫苗对孩子长高的影响

人类跟疾病的斗争发展到现阶段，很多以前肆虐的传染病，逐渐得到有效的控制。而在这个过程中，疫苗的发展是功不可没的，所以我们在这儿特别要强调，按时接种疫苗的好处。

打疫苗有很多好处：

第一，帮助人类有效地抵抗病毒和一些特殊的病原体的感染。

第二，帮助我们构建免疫系统。对于一些特殊的疾病进行免疫暴露以后，人类对它就会有免疫记忆，下次再出现这样的病毒，免疫系统就会快速杀灭它，避免出现严重反应。

第三，身体健康，才能保证孩子在未来充分发掘生长潜能，来应对这个遍布着病原菌、险象环生的世界。

什么时候打疫苗

国家卫生健康委员会专门有一个疫苗接种的规定，规定在特定的时段，我们要对孩子进行哪种疫苗的接种。

出生时接种卡介苗和乙肝疫苗

1月龄接种第二次乙肝疫苗

2~4月龄接种脊髓灰质炎三价混合疫苗

3~5月龄接种百白破的混合制剂

6月龄接种第三次乙肝疫苗

8月龄接种麻疹疫苗

1.5~2岁接种百白破混合制剂的复种

温馨提示：疫苗接种本一定要保存好，它会注明疫苗是什么生产厂家、什么来源的，一定要用靠得住的疫苗进行接种。

长高笔记

对于矮小的孩子，首先要明确病因，对症治疗。如果是其他疾病导致孩子生长发育迟缓，我们要有病先治病，再考虑对孩子的生长发育进行干预。等孩子原发的病情稳定以后，再考虑用生长激素治疗。

生长激素的治疗一定要谨慎，0~3岁的孩子还太小，原则上不建议注射。有的地方在孩子2岁时就开始注射生长激素，这对孩子来说并不合适。一般我们建议在孩子4岁以上再进行相应的治疗。

亲子时间

爸爸妈妈可以把家里的药箱、药瓶、药罐子全找出来，然后清理。清理完了以后，先列个清单，明确到底都有哪些药品，把过期的扔掉，没过期的要放到隐蔽的地方锁起来，防止孩子找到误食。

孩子对于这个世界的好奇往往超乎我们的想象，为了保护孩子不受这些药物的负面影响，请爸爸妈妈务必要把药藏好，并且告诉孩子，药不是糖果，不要看见药就往嘴里送。

3 岁的孩子也可能发生性早熟，怎样避免

很多妈妈忧心忡忡地来问我："突然发现宝宝的乳房增大，是不是孩子性早熟了？"

我在门诊经常会碰到这样的情况，两三岁的小女孩，乳房却出现了青春期发育的迹象。到底为什么会出现这种情况呢？我来给大家介绍一下。

迷你青春期

有的新生儿也会出现乳房增大的现象，这是因为在胎儿期，母亲的一些激素变化影响到小朋友，这种情况很正常，过一段时间就会消退。少数孩子到 3 岁还会出现这种乳房早发育的情况，我们把这段时期称为迷你青春期。

小朋友在 4 岁之前，激素分泌是偏高的；4 岁以后，激素会自我抑制，孩子的生长进入正常的周期，乳房也不会持续地发育下去。

应对迷你青春期，父母最重要的是不要紧张，先检查孩子有无其他第二性征的发育情况，密切监测孩子的生长曲线。如果孩子生长速度过快，有可能意味着青春期提前，但需要做进一步的评估。大部分孩子都是发育到一定

程度之后不再继续，也有部分孩子能够自行消退。

如何避免性早熟

在正常情况下，到八九岁之后，孩子会逐渐进入性发育的时期。如果在8岁之前，出现乳房增大，父母要提高警惕，孩子可能出现了性早熟的情况。

性早熟的危害主要有三点：

第一，有些性早熟是由于长肿瘤引起的。这种性早熟，父母必须及时发现，引起重视。

第二，性早熟会让孩子的骨骺提前闭合。性激素分泌增多会导致骨骺提前闭合，最终影响孩子的成年身高。

第三，孩子乳房等性器官提前发育，会导致他出现性心理方面的障碍，严重的会出现过早的性行为，导致不可逆的伤害。

有传言说，喝牛奶以后，小朋友的乳房增大了，这没有任何科学依据。但我要强调的一点是，目前由于乱吃保健品、过度食补而出现性早熟，是我在门诊经常会碰见的一个现象。

性早熟的表现

女孩性早熟主要体现为乳房发育。

男孩一般在 0~3 岁不太容易出现喉结变声这种情况，但如果阴茎、睾丸变大，也是我们要特别小心观察的。

性早熟对孩子生长发育最大的影响是导致孩子个子长不高。判断一个孩子是否还会长高，可以根据他的骨骺情况进行分析。

什么叫骨骺呢？我们都知道，个子高主要靠大长腿。长骨末端有一个软骨，有人叫软骨板，还有人叫骨骺，是生长发育时期的儿童特有的。这个软骨板位于长骨的两端，软骨中间的骨化点。在这个地方，软骨不断地让钙磷沉积、钙化，意味着骨头就不断地延长。

骨骺未闭合时，说明孩子还能继续生长；若骨骺闭合，则可能会停止生长。而提前分泌过多的性激素，最大的不良后果在于导致孩子的骨骺提前闭合。骨骺提前闭合以后，孩子整体生长的潜能就不够了，很可能成年以后的个子会比较矮。

下面这张图，可以简单地让我们了解什么叫骨骺闭合。

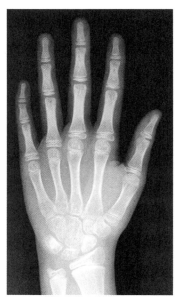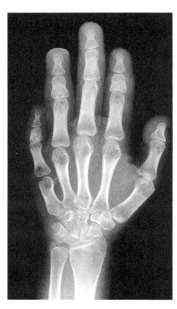

骨骺未闭合　　　　　　　　骨骺闭合

骨骺闭合前后对比图

性早熟的原因有哪些

主要原因有两个：一是儿童饮食成人化，比如给孩子吃高油、高盐、高糖的食物；二是乱给孩子吃保健品。

我主要说说第二点，在保健品方面，很多人存在认知误区。比如，很多老年人把自己的保健品给孩子吃；很多父母在孩子好好吃饭的基础上，还要给他补一点儿保健品。父母的理论是什么呢？不要让孩子输在起跑线上。但胡乱给孩子吃保健品、进行食补，很可能会影响孩子的"终点"。

在日常饮食中，临床上最常见的现象是高度的食补打乱孩子生长发育的节奏。越来越多的研究显示，"小胖墩儿"的性发育时间会提前。性发育的时间提前，会导致孩子在短时间内的生长速度增加，但是生长潜力减小了，以后可能不会继续长个儿了。所以这样的孩子虽然发育早，但是他成年的身高未必占优势。

有的父母在门诊跟我说："潘大夫，食补优于药补，我现在就开始给孩子食补，越贵的东西就越好，我们给孩子吃人参、燕窝、蜂王浆。"

结果吃着吃着，小朋友的乳房开始增大，性早熟的症状就来了。

还有的小朋友出汗气虚，父母给他补人参。中医理论上讲"食不受补"，小朋友稍微一补，很快就提前性发育。目前的基础研究也证实，人参里的人参皂苷具有模拟雌激素的作用，会让孩子体内的性激素环境出现紊乱。

另外，有的小朋友补了人参这些东西以后，还会出现兴奋、失眠等方面的副作用。

所以，我要特别强调健康饮食的重要性，尽量清淡、适量，让孩子吃适合的食物，避免过度食补。

发现性早熟怎么办

对性早熟要进行鉴别，如果是外源性的，由于食补或者其他外源性激素摄入导致的，一般停止摄入一段时间之后，孩子的性早熟症状会自行消退。如果拿不准的话，建议到医院就诊，让医生进行全面的评估，判断孩子性早熟的程度，然后有针对性地进行处理。

在发现孩子性早熟之后，尤其要注意均衡饮食，养成健康的饮食习惯，不要再吃各种各样的补品了。

在门诊，有很多父母会问我："我的孩子很矮，追不上来，跟同龄的孩子差距越来越大，我能不能给孩子补一些营养品，帮助孩子实现追赶生长呢？"

孩子生长落后，千万不要胡乱地给他吃营养品，一定要到医院做进一步的检查，找出到底是什么原因导致的，有针对性地进行处理。如果父母给孩子瞎吃补品，等同于饮鸩止渴、帮倒忙。父母必须带孩子到营养科、儿科、儿保科，或者内分泌科进行仔细的检查以后，采取对应措施，这样才能追赶生长。

我在门诊经常碰到一些父母，动不动就给孩子补钙、锌，吃各种各样从国外采购的营养品。我想提醒大家，国外对于药品管理可能比较严格，但是对于食物、补充剂的管理未必很严格。另外，由于人种的不同，国外营养剂的含量标准也不一定完全适合我们中国宝宝的情况。这一点一定要注意。

父母要学习科学的饮食知识，提高这方面的意识，定期带孩子到医院儿保科或者相应的科室进行检查，请医生来判断孩子是否营养均衡，是否处于正常的生长状态，是否需要进行干预。

长高笔记

在日常生活中，父母一定要给孩子充分、均衡的营养，这些营养最好通过日常的食物来获取。不要过度地进行食补、药补，拔苗助长的后果很严重。

亲子时间

找一找家中有什么样的保健品，仔细看看成分，将这些保健品拉入孩子饮食的"黑名单"。

第二部分

3 ~ 7 岁的孩子，
如何激发生长潜力

3~7岁的孩子在生活的很多方面都已经能够独立了。因此，在这个阶段最重要的，是帮助孩子养成健康的自理能力，让孩子有一个快乐、健康的童年。

在这一部分，我们还是会从饮食、运动、睡眠、情绪四个方面，来帮助这个阶段的孩子激发生长潜能。

另外，对于3岁以上的孩子，如果有应用生长激素治疗的适应证的话，我们已经可以利用生长激素来进行治疗和干预了。但是目前的很多医疗机构，生长激素滥用的情况非常严重；而应该用生长激素治疗的孩子，如果使用不规范，也往往达不到好的疗效。

所以，认识生长激素的作用，掌握注射生长激素的方法，我认为是家长都需要学习的。

警惕"高迷心窍"，别被增高药"坑"了

给大家讲一个例子。有一天，门诊来了一个女孩，11岁，因为个子一直偏矮，所以家里给她买了口服的增高药，连续吃了3年。我们给她拍了检测骨龄的X片之后发现，她的骨龄已经15岁了——女孩如果骨龄达到14岁，基本上就不会再长个儿了，所以她这辈子的终身高就是1.37米。

我讲这个痛心的案例，是要揭露一个社会乱象：很多父母，害怕孩子不长个儿，所以乱投医，胡乱给孩子买增高药。我见过很多这样的父母，他们特别焦虑，对孩子的身高过度关注，每天带着孩子满世界地去求医问药。这种情况，我把它称为"高迷心窍"。

过度地关注长高，给孩子滥用口服增高药，不仅不会让孩子长高，还可

能导致很多无法挽回的后果。

关于口服增高药，大家通常有很多的误区。

首先，对于大部分孩子来说，如果你不改变他的生活习惯，不去找到他长个儿慢的根本原因，即使吃了增高药也没什么用，反而会耽误孩子生长发育的最佳时期。

其次，现在口服增高药里往往会添加一些孩子并不需要的成分，引起孩子性早熟。可能刚开始服用的时候，孩子的长个儿速度会加快，父母会觉得很高兴，但是用不了多久，孩子的骨骺会提前闭合，那么就意味着孩子再也不长个儿了。

口服增高药有哪些坑

我把最常见的一些口服增高药进行了分类，列出口服增高药的"四大坑"。

第一类：营养的补充剂

这一类口服增高药，其实就是单纯的营养剂，比如钙、维生素 D、氨基酸等。很多父母问我，孩子不好好吃饭，能不能给孩子吃一些营养剂作为补充。我要告诉大家的是，营养剂也仅仅有辅助作用，如果孩子不爱吃饭，补充再多的营养剂也无济于事。让孩子养成好好吃饭的习惯，才是最重要的。

第二类：激素类的药物

很多口服增高药会打类似的广告，说含有生长肽或者生长激素。比如有很多妈妈跟我说，她们给孩子买的口服增高药，是某个博士研发出来的，含有生长肽，用的是国际先进技术。我可以很负责任地告诉大家，这个绝对是虚假宣传，而且这个所谓的博士肯定也是假的。为什么呢？因为他化学不及格。

不管这个药是否含有生长肽或生长激素，口服以后在胃酸的作用下都会失效。到目前为止，没有任何技术能保证增高药口服进去以后能躲过胃酸的消化作用。把它吃下去以后，在胃酸的作用下，很快就会变成氨基酸，效果等同于吃肉。

第三类：所谓的高科技秘方

这类药在宣传上一般会号称有玄之又玄的国际先进技术，甚至打着得过诺贝尔奖的旗号宣传，但就是不说明成分。国家食品药品监督管理总局（CFDA）规定，任何药物必须注明药物成分，否则就是违反规定。由于不公布成分，服用之后可能会导致各种各样的不良后果。

第四类：添加性激素的药物

这类是最可怕的。一部分口服增高药会加进一些性激素，这些性激素短期内会让孩子生长加快，父母可能会觉得很开心，孩子终于长个儿了，但是在性激素的作用下，孩子很快会出现性早熟，导致骨骺提前闭合，一旦闭合，最终就不可能再长个儿了。我见过很多十几岁的孩子，个子还不到140厘米，就是胡乱吃增高药导致的。而这样的孩子，很可能一辈子都只能这么矮。

口服增高药的四大坑

增高药类型	"坑"点	药效
营养补充剂	钙、维生素D、氨基酸	与好好吃饭效果一样
激素类药物	号称"生长激素"的药物	口服导致成分失去应有效果
高科技秘方	成分不明	不公布成分的药物违反规定，乱用会导致不良后果
性激素药物	性激素	短期生长加快，骨骺提前闭合，停止长个儿

怎样才能安全地长高

从目前的研究来看，几乎没有真正有效的口服增高药。要想帮助孩子安全地长高，除了让孩子养成良好的生活习惯，还可以在明确缺乏生长激素的情况下，适当地补充生长激素。医学上叫替代治疗，就是缺什么补充什么。

生长激素的作用已经得到了充分的证明，它会促进骨骼快速地增长，通过细胞和器官的生长，帮助孩子长个儿。目前我们的研究还发现，生长激素可以提高肌肉的力量，把脂肪转化成热量，有利于长个儿。

当然，需要说明的是生长激素属于处方药，必须在大夫的指导下进行注射。

另外，要想让生长激素发挥更大的作用，必须建立在健康的饮食习惯、运动习惯、生活习惯、睡眠习惯的基础上，以确保疗效最大化。

怎样增加生长激素

生长激素的分泌受很多因素的影响。

第一，睡眠。睡眠情况越好，生长激素分泌的峰值越高，频率也会越高，量自然也会更大。

第二，运动。通过有氧运动，也会促进生长激素的分泌。

第三，心理因素，这也是影响生长激素分泌的一个重要因素。如果孩子压力太大、情绪抑郁等，也会影响到生长激素的分泌。

如果孩子缺乏生长激素，我们可以考虑通过注射生长激素，来提高他的生长速度。

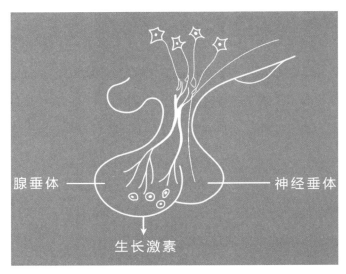

生长激素在垂体中的产生

上面这张示意图就是生长激素在垂体中产生以及分泌的情况。在垂体后面1厘米，垂体骨头的凹缝里有个腺垂体，就是分泌很多激素的。腺垂体的后面，叫神经垂体，它受神经的调节，分泌了生长激素之后，激素会到达肝脏，经过肝脏转化为"类胰岛素样生长因子"。类胰岛素样生长因子能够直接作用于我们的软骨板，让软骨快速地增长，个子也随之增长。

在门诊，父母问得最多的是生长激素安不安全。

生长激素临床应用已经有40多年了，全称叫"基因重组人生长激素"。对于适应证的孩子来说，它的效果很好。但必须记住，生长激素是一种药物，务必在专业医生进行评估之后，遵医嘱来进行注射。

我是从20多年前开始帮助孩子治疗由于缺乏生长激素而导致的矮小，到现在为止，我的患者总体上都是很安全的。国内有上百万的孩子用过生长激素，虽然个别孩子会有一些局部的副作用，比如注射的疼痛、过敏等，但是没有碰到过严重的问题。

家属常常会问一个问题：注射生长激素，会不会导致肿瘤？比如有父母担心使用生长激素会导致孩子出现淋巴瘤、白血病。到目前为止，近百万人的数据显示，用了生长激素不会让这些恶性肿瘤的发病率增高。

事实上，如果这个孩子本身没有肿瘤，或者患过肿瘤但目前已经痊愈，那么注射生长激素不会增高肿瘤的复发率，也不会让肿瘤细胞转移。我们见过很多特殊的案例，比如垂体瘤术后的患者、颅咽管瘤术后的患者，在用生长激素治疗两年以后，病情都很平稳。

使用激素治疗的患者慎用生长激素

虽然生长激素对于大部分孩子来说都是很安全的，但是对于一些特殊的孩子，还是要特别注意。

如果孩子本身由于一些疾病，比如系统性红斑狼疮、哮喘过敏，已经在使用糖皮质激素进行免疫抑制治疗了，原则上我们不主张再用生长激素进行生长的干预。

但如果孩子没有其他问题，父母可以在医生的指导下，放心地让孩子使用生长激素。

生长激素的副作用

虽然生长激素总体上来说很安全，但只要是注射性药物，难免会出现一些局部的副作用，比如注射了生长激素以后，有的孩子会出现皮疹、皮肤瘙痒、注射部位的疼痛等，这些都是我们经常遇到的情况。

一般来说，停药 2~3 天之后，症状就会减轻；2~3 周之后，症状可以自行消失。

在大部分情况下，即使出现这种情况，我们也应该衡量利弊。如果副作用只停留在局部，而且并不明显，我们通常也不建议立即停止用药，可以进行对症处理，继续注射生长激素。

有的父母会发现孩子在注射生长激素之后，眼睑或者脚背肿，这跟生长激素本身的作用有一定的关系。动物内分泌学里很早就发现，生长激素和泌乳素能够控制人体的水钠代谢，如果分泌过多，可能会造成体内水钠潴留，引起浮肿，就像大马哈鱼从海里游回淡水的时候会全身通红，其实就是分泌了大量的生长激素和泌乳素，让水钠潴留在身体里，这样能够帮助它们降低身体的渗透压，才能适应淡水的环境。

所以，如果注射了生长激素之后，孩子出现轻度的眼睑浮肿，也是很正常的。观察一段时间，你可能就会发现他的浮肿减轻了，那么也可以说明生长激素起作用了。眼睑浮肿只是一个症状，不代表副作用，不用太担心。

长高笔记

1. 口服增高药对孩子长个儿无效。大部分口服增高药里可能会添加一些有害成分，反而对孩子的生长发育不利。

2. 注射基因重组人生长激素属于替代治疗，几十年的研究证明它的安全性是很高的，大家不用过于担心。但我们还是需要在专业医生的指导下，找到矮小的原因，有针对性地进行治疗。

3. 要进行定期的复查，每隔 3 ~ 6 个月必须到门诊，让医生重新评估孩子的生长状况，评估生长激素的疗效以及安全性。

亲子时间

翻翻自己的药箱里有没有什么口服的增高药，根据成分进行分类。如果是简单的维生素 D、钙、氨基酸这类成分，可以当成补充营养剂给孩子吃。

如果孩子能好好吃饭，那就不必服用。

如果发现其他类型的口服增高药，一定要把它们扔掉。

通过正确监测，准确判断孩子的身高情况

大部分父母都很关注孩子的身高，但他们关注的方法通常不科学。很多父母都是凭感觉，或者随便测量一下，用比较模糊的方式来判断孩子的身高。大部分来到我诊室的父母，对于孩子的身高发育状况，都是含混不清的，这给医生评估和诊断增加了阻碍。

所以，我建议父母必须掌握测量、记录孩子身高的方法，对孩子的生长情况了然于心。

在对孩子身高的认知上，大部分父母最大的难题有两个：一是对孩子身高的数据不敏感；二是不会判断和分析数据。

在这里，我会教父母如何分析孩子的身高数据，通过数据挖掘孩子生长发育的情况。首先，父母要学会准确地测量孩子的身高；其次，要通过计算，根据合理的参考范围来进行比较，通过数据来评估出孩子的生长状况。

在家如何正确量身高

测量工具其实随手可得，一个是将身高贴纸贴在墙上，通过矫正得出准确的贴纸尺寸。之后，你可以用书、硬纸板，水平放在孩子的头顶上，以墙上的身高贴纸为基准，进行测量。（见文前 No.2）

还有一种测量的方法也很简单：让孩子光脚在墙根站直，呈立正姿势，

脚后跟、臀部、两肩胛都紧靠着墙壁，眼睛平视，下颌回收，在孩子的头顶水平放一个硬纸板，在硬纸板与墙交界处画一道线。用一条皮尺来测量这道线到地面的高度，得出的数据就是孩子的身高。

测身高时常见的误区是孩子喜欢仰视。

以我的经验来说，仰视和平视的误差是 0.5 ～ 1 厘米。另外，有的女孩梳着较高的发髻，这样也会影响到测量数据。还有的孩子特别好动，姿势时刻在变化，这就容易出现 1 厘米以上的误差，影响到测量的准确度。

对于孩子身高的测量频率不宜太高，一般每 3 个月测一次。有的父母很着急，几乎一天给孩子测一次，这样很难看到变化，只会徒增焦虑。

在测量的时候，应该保证在同一个位置，连测 2 ～ 3 次，误差要小于 0.5 厘米。同时要把测量的数据记录下来，并且标注测量的时间。每次测量的时间最好统一，如果上次测量是在早上，那么这一次的测量也要在早上，这样的话才具有可比性。

因为孩子在夜里睡觉时，脊柱会拉伸，整体关节间隙会被拉开，早上比晚上要高 0.5 ～ 1 厘米，有的人甚至可以高到 1 厘米多，所以，同一个时间段测量，才能保证数据的齐同和增加可比性。

间隔 3 个月以上测量身高的意义在于，孩子长个儿的速度并不完全是均匀的，而是变速的。比如孩子的生长可能会受到季节的影响，春天长得快一些，夏天长得慢一些，秋天长得快一些，冬天长得慢一些。

如何计算和判断生长速度

我们可以用孩子后一次测量的身高数减去前一次的身高数，然后除以间隔月份数，得出的数值乘以 12，就等于这一年的生长速度。

例如，孩子 3 月的身高是 112.5 厘米，9 月是 116.3 厘米，我们怎样计算这个孩子这一年的大致生长速度呢?

（116.3－112.5）÷（9－3）×12 ≈ 7.6

那么孩子这一年的生长速度约为7.6厘米。

在一般情况下，3岁以下的孩子一年要长到7厘米才是理想的速度；从4岁到青春期，一年的生长速度不能低于5厘米；进入青春期以后，一年的生长速度不能低于6厘米。

如果孩子半年的生长速度低于2.5厘米，一年的生长速度低于5厘米，就说明肯定是长得慢了。那么，即便这个孩子现在的身高是正常的，我们也要尽快找到原因。

在这里，我想特别提醒大家，很多肿瘤在早期没有出现压迫症状，但会出现生长速度减慢的情况，这就是一种典型的临床表现。所以，要特别注意结合孩子的生长速度来判断孩子的健康状况。

如何比较身高数据

身高数据出来以后，请大家参考儿童身高百分位数值表来进行具体的衡量。

3～7岁男孩身高、体重百分位数值表

年龄	第3百分位		第10百分位		第25百分位		第50百分位		第75百分位		第90百分位		第97百分位	
	身高(厘米)	体重(千克)	身高(厘米)	体重(千克)	身高(厘米)	体重(千克)	身高(厘米)	体重(千克)	身高(厘米)	体重(千克)	身高(厘米)	体重(千克)	身高(厘米)	体重(千克)
3岁	89.7	11.94	91.9	12.74	94.2	13.61	96.8	14.65	99.4	15.80	101.8	16.92	104.1	18.12
3.5岁	93.4	12.73	95.7	13.58	98.0	14.51	100.6	15.63	103.2	16.86	105.7	18.08	108.1	19.38
4岁	96.7	13.52	99.1	14.43	101.4	15.43	104.1	16.64	106.9	17.98	109.3	19.29	111.8	20.71

年龄	第3百分位		第10百分位		第25百分位		第50百分位		第75百分位		第90百分位		第97百分位	
	身高(厘米)	体重(千克)	身高(厘米)	体重(千克)	身高(厘米)	体重(千克)	身高(厘米)	体重(千克)	身高(厘米)	体重(千克)	身高(厘米)	体重(千克)	身高(厘米)	体重(千克)
4.5岁	100.0	14.37	102.4	15.35	104.9	16.43	107.7	17.75	110.5	19.22	113.1	20.67	115.7	22.24
5岁	103.3	15.26	105.8	16.33	108.4	17.52	111.3	18.98	114.2	20.61	116.9	22.23	119.6	24.00
5.5岁	106.4	16.09	109.0	17.26	111.7	18.56	114.7	20.18	117.7	21.98	120.5	23.81	123.3	25.81
6岁	109.1	16.80	111.8	18.06	114.6	19.49	117.7	21.26	120.9	23.26	123.7	25.29	126.6	27.55
6.5岁	111.7	17.53	114.5	18.92	117.4	20.49	120.7	22.45	123.9	24.70	126.9	27.00	129.9	29.57
7岁	114.6	18.48	117.6	20.04	120.6	21.81	124.0	24.06	127.4	26.66	130.5	29.35	133.7	32.41

以上是男孩 3~7 岁的身高、体重百分位数值表。我们可以参照这个表来对孩子的身高进行判断。

例如，一个 4 岁的男孩，身高是 95 厘米，那说明他已经低于第 3 百分位，属于矮小了。这个时候，我们需要明确到底是什么原因引起的矮小，有的孩子是因为骨龄发育慢，有的孩子是因为缺乏营养，有的孩子是因为一些疾病，这就需要到医院做进一步的检查。

相反，如果一个孩子到 4 岁时，长到了 112 厘米，对照上面的表，已经超过第 97 百分位了，说明孩子长得太快了，有可能有性早熟的问题，需要我们做进一步的诊断。

再举个例子，如果孩子在 5 岁时低于 103.3 厘米，也就是低于第 3 百分位，那么也属于矮小；如果超过 120 厘米，就属于长得太快。我们要结合孩子的生长速度、骨龄来进行综合判断。

根据这张表，我们可以基本推测一个人的生长规律。比如一个男孩目前处于第 10 百分位，如果没有异常原因，他会沿着第 10 百分位一直往上长。那么我们可以推测他成年以后，身高可能就在表格的第 10 百分位左右。如果有外界因素影响，他可能会脱离这个范围，偏离正常的生长轨迹。

3 ~ 7 岁女孩身高、体重百分位数值表

年龄	第 3 百分位		第 10 百分位		第 25 百分位		第 50 百分位		第 75 百分位		第 90 百分位		第 97 百分位	
	身高(厘米)	体重(千克)	身高(厘米)	体重(千克)	身高(厘米)	体重(千克)	身高(厘米)	体重(千克)	身高(厘米)	体重(千克)	身高(厘米)	体重(千克)	身高(厘米)	体重(千克)
3 岁	88.6	11.50	90.8	12.27	93.1	13.11	95.6	14.13	98.2	15.25	100.5	16.36	102.9	17.55
3.5 岁	92.4	12.32	94.6	13.14	96.8	14.05	99.4	15.16	102.0	16.38	104.4	17.59	106.8	18.89
4 岁	95.8	13.10	98.1	13.99	100.4	14.97	103.1	16.17	105.7	17.50	108.2	18.81	110.6	20.24
4.5 岁	99.2	13.89	101.5	14.85	104.0	15.92	106.7	17.22	109.5	18.66	112.1	20.10	114.7	21.67
5 岁	102.3	14.64	104.8	15.68	107.3	16.84	110.2	18.26	113.1	19.83	115.7	21.41	118.4	23.14
5.5 岁	105.4	15.39	108.0	16.52	110.6	17.78	113.5	19.33	116.5	21.06	119.3	22.81	122.0	24.72
6 岁	108.1	16.10	110.8	17.32	113.5	18.68	116.6	20.37	119.7	22.27	122.5	24.19	125.4	26.30
6.5 岁	110.6	16.80	113.4	18.12	116.2	19.60	119.4	21.44	122.7	23.51	125.6	25.62	128.6	27.96
7 岁	113.3	17.58	116.2	19.01	119.2	20.62	122.5	22.64	125.9	24.94	129.0	27.28	132.1	29.89

以上是女孩 3 ~ 7 岁的身高、体重百分位数值表。对女孩来说，也可以用同样的方法来判断生长水平。女孩在 4 岁时的第 3 百分位是 95.8 厘米，第 97 百分位是 110.6 厘米，跟男孩的数值稍有差别。但是在 3 ~ 7 岁的时候，女孩会长得稍微比男孩快一些，我们也可以根据这个表格进行衡量和监测。

在衡量的时候，也需要结合具体情况进行分析。可以结合父母的情况，来判断孩子是不是存在异常。

比如孩子目前处于第 10 百分位，我们可以对照一下孩子爸爸的身高。

如果孩子爸爸的身高也处于第 10 百分位，相对偏矮，那孩子的矮小可能就是遗传因素引起的。相反，如果父亲个子比较高，处于第 97 百分位，那就说明孩子的矮小很可能是其他因素引起的。我们要结合其他情况，检查一下是不是有某种因素在影响着孩子的生长发育，比如生活习惯不好、身体有某些疾病等。

如果爸爸处于第 3 百分位，个子偏矮，但是孩子却在第 97 百分位了，这就说明孩子长得太快了，那么我们也得掂量掂量有没有其他问题，比如性早熟或者某些内分泌疾病等。

去医院检查需要做哪些准备

很多父母带着孩子千里迢迢地坐飞机赶来北京协和医院的矮小专科门诊，好不容易挂到号，结果发现很多资料没有带，导致医生无法对孩子的生长状况进行全面、客观的判断。

所以，为了就诊更高效，在有限的时间内和医生进行更好的沟通，父母一定要提前做好功课，收集好孩子生长发育的所有资料和信息。

检查时需携带的资料清单

我为各位父母提供一份就诊清单，能够帮助大家更便捷有效地和医生沟通。

1. 孩子出生时的身高（长）是多少。

2. 孩子出生时的体重是多少，是不是小于胎龄儿。如果孩子属于足月出生，出生时体重低于 2.5 千克，那就说明是小于胎龄儿。

3. 妈妈在妊娠时的一些情况，比如胎位有没有异常。如果胎位异常，而且是自然分娩的话，由于难产可能会引起孩子垂体前叶功能低，导致孩子个子长不高。另外，有没有出现产后窒息的情况，如果产后窒息严重，对孩子脑白质的发育也可能会产生影响。

4. 平时的身高、体重的测量记录。

5. 孩子的营养状况，比如有没有挑食、偏食。

6. 有没有高热、癫痫的病史。如果孩子比较矮小，我们需要给他做胰岛素低血糖兴奋试验，在试验之前必须确认孩子的身体状况。否则，试验中很可能会引发癫痫。

7. 孩子的精神、心理因素，比如情绪怎样，是否抑郁。有的父母会隐瞒孩子的病史，这样会干扰医生对孩子病情的判断。

8. 在孩子的生长发育中，智力状态如何。很多遗传病，不仅会表现在孩子的身高上，也会表现在孩子的智力发育上，我们要综合评估。如果孩子个子矮，又伴有智力方面的障碍，我们要分析他是不是有遗传病。

9. 孩子的性发育情况，比如乳房的发育情况、睾丸的发育情况，这些都需要进一步提供资料。

10. 以前的检查结果和治疗情况。很多父母会空着手来，说孩子做过检查，但所有报告都没带。还有的父母带了孩子的 X 片、CT 片、核磁共振片，但拿过来一看，片子放在车后备厢里，阳光一照，氧化了，看不清了，之前的检查全白做了。所有的检查片子，都要在阴暗的地方保存好。

11. 孩子是否用过增高的药物。

12. 父亲身高、母亲身高，以及父母各自的发育年龄。

以上清单，大部分的父母都很难全面地提供。比如在现实中，孩子的妈妈一般还能清楚地记得自己什么时候来的月经，但爸爸可能并不记得自己什么时候开始迅速长个儿的。

所以，如果对于一些模糊的信息没办法列出来也没关系，我们尤其需要把其他能够确认的信息列好，平时对孩子的生长发育情况也一定要记录下来，有了具体的数据，能够帮助医生更好地做判断。

就诊检查流程

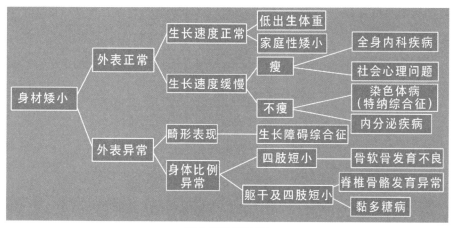

矮小症诊断流程

父母带着孩子来到门诊检查，医生一般会按照一定的流程做检查和诊断。

首先，通过观察，判断孩子的外表是否正常，因为很多遗传性疾病会造成外表畸形。如果孩子外表正常，医生会进一步通过询问，了解孩子的生长速度是不是正常，这就要求父母准备好孩子的身高监测数据。如果孩子的生长速度正常，就要了解孩子出生时的体重，并且进一步了解孩子直系家属的身高状况，看看是不是家族性矮小。

其次，医生要判断孩子的体重，如果偏瘦，要进一步确认是否存在内科疾病或者心理性因素。有些孩子因为精神状况不佳，也可能会出现矮小的情况，我们称为心因性矮小。另外，医生还会确认孩子是否有遗传性的染色体病、内分泌疾病等。

如果外表异常，我们要看看是否有特征性的畸形，有没有遗传病导致的生长障碍综合征。如果孩子的身体比例异常，比如有的孩子下半身短，并且伴随着屁股翘、脑门大，就要检查一下是不是软骨发育不良。

如果孩子的躯干和四肢都短小，我们会考虑是不是脊椎骨骼发育异常。如果通过触诊，发现孩子同时合并肝脏偏大，伴有智力方面的问题，那我们会考虑孩子是不是患有黏多糖病等遗传代谢性疾病。

医生会一步一步地找出孩子矮小的原因，之后根据初步判断，进行具体的检查，比如拍 X 片，化验血常规、尿常规等。

此外，还要检查血里的钙、磷、碱性磷酸酶的含量，检查孩子有没有代谢性骨病。如果孩子个子明显偏矮，我们要考虑给他做生长激素兴奋试验，了解孩子的生长激素分泌情况。

通过细致的检查，医生能够对孩子整体的身体情况、矮小的原因进行了解。

长高笔记

要学会测量和记录孩子的身高，重视计算生长速度。很多孩子的个子虽然现在是正常的，但生长速度是偏低的，那么他成年后的终身高有可能会低于预期值。父母要学会按照上文的内容进行数据分析和比较，清楚地了解孩子生长发育的情况。

亲子时间

请现在就开始给孩子测量身高，3 个月测量一次，把具体时间、测量数值记录下来，然后制作孩子的生长曲线图。

通过曲线，可以清楚地看到孩子的生长轨迹，而且，如果你打算带孩子请专业的医生帮忙做诊断，这个曲线也有着非常大的指导意义。如果偏离了曲线，我们就能及时发现，有针对性地采取措施，保证孩子健康成长。

孩子身材矮，是否一定要用生长激素促进生长

很多父母一进我的诊室，就急切地让我给孩子打生长激素。虽然生长激素是一种非常安全的替代治疗手段，但也不是轻易就能打的。

我经常会遇到这样的情况：有一些不该打生长激素的孩子，却在其他地方打了，结果反而让孩子的身高更加不理想。

生长激素并不一定适合每个孩子。我们首先要诊断清楚，孩子是由于什么引起的矮小，在什么情况下适合打，在什么情况下不适合打，必须由专业的医生做充分的评估和检查后再来决定。

对于是否打生长激素，我十分慎重，所以，我的门诊不叫"开药门诊"，而被称为"停药门诊"。我不赞成盲目地给孩子开生长激素。相反，很多孩子在其他医院或者诊所打了生长激素，我还会劝阻，让孩子停止注射生长激素。

曾经发生过这样的例子：一个10岁的小朋友注射生长激素已经持续了3个月，结果父母忽然发现孩子的视力下降了，后来失明了。当父母把孩子带到我的诊室时，我给他做了检查，发现他的矮小是由于下丘脑垂体的区域长了一个2厘米的肿瘤，影响了垂体分泌生长激素。

在这个情况下，注射生长激素，相当于火上浇油，导致这个孩子垂体的肿瘤被不断催大。所以，父母一定要注意明确病因，进行对应的治疗，不能一进医院就要求给孩子注射生长激素。

明确孩子矮小原因

如果孩子的身高低于第 3 百分位，那么一定要明确原因，比如，是否有家族性矮小。对于家族性矮小的孩子来说，即使注射生长激素，一般效果也不会特别好。

另外，也有可能父母的青春期发育时间就比较晚。比如大部分的人，到了 11 岁可能会开始发育，但是有的父母，可能到了十三四岁，甚至十七八岁才开始发育，这叫作体质性发育延迟。对于体质性发育延迟的孩子，我们一般不用进行特殊的干预，只要保持良好的生活习惯，等到一定年龄，就会自然长个儿。

而我们在前面提到的小于胎龄儿，由于出生的体重不足，低于 2.5 千克，这种孩子可能到了三四岁，身高、体重还没有追赶上来。对于这种情况，我们可以适当地用生长激素来进行干预。

还有很多是由于环境因素和生活习惯引起的矮小，比如孩子营养不良、挑食、偏食、不爱运动、睡眠不好等，这些都会导致孩子身体发育受到影响。

另外，家庭环境不好，或者父母对孩子要求太严格，可能会导致孩子心理压力大，情绪出现问题，进而生长发育出现问题。我在门诊已经诊断出了很多这样的案例，这种由于心理因素引起的发育迟缓，叫作心因性矮小。关于心因性矮小，我在本书后面的内容中会详细说明。

排除掉上面这些原因，我们最后还要考虑一些病理性因素导致的矮小。如果发现了，则需要对这些疾病有针对性地进行治疗。等原发性疾病痊愈之后，才可以考虑用生长激素治疗孩子矮小的问题。

哪些孩子适合用生长激素

如果明确地诊断为生长激素缺乏性的矮小，而且没有查出其他特殊的疾病，那么就可以考虑用生长激素进行治疗。

打生长激素一般要在 5 岁之后，所以尽量早诊断、早治疗。我在门诊经常遇到有些孩子拍骨龄 X 片后发现，孩子的骨骺已经闭合了，这个时候再用生长激素就无效了。

我在第一部分提到过，孩子长个儿主要是靠长骨不断地生长。而长骨末端有一个软骨板，软骨板向两边不断地增长，孩子才能继续长高。如果这个软骨板已经全部钙化了，那么就意味着骨骺已经闭合，此时再注射生长激素也就没有作用了。这个时候，反而可能会出现副作用，因为生长激素无法作用于长骨，就会作用于短骨，接着孩子可能会开始横着长，出现肢端肥大的症状——手脚变大了，鼻子变大了，颧骨变高了。

随着骨龄的增长，孩子的体重也在增加，而我们在用生长激素前必须根据体重来测算剂量。体重越大，生长激素的用量也就越大，那么成本也就越高，所以总体上，我们现在的要求是早诊断、早治疗，孩子才能更好地达到一个理想的身高。

可用生长激素人群

适用人群	垂体性矮小患者
注意事项	①骨骺闭合后，生长激素无效 ②体重越大，生长激素用量越大

哪些孩子不适合用生长激素

在门诊，我碰到最多的是焦虑的父母，他们一踏进诊室就让我给孩子开药。而实际上，经过我的检查，孩子只是体质性发育延迟而已，也就是说爸爸妈妈可能发育偏晚，孩子发育也偏晚。这种情况，我们认为是很正常的。

比如，有个妈妈带着一个男孩来到我的诊室。这个男孩 9 岁，身高比较矮，还不到 130 厘米，而其他同龄的孩子都超过 135 厘米了，他的妈妈就很着急。但通过分析他的身高监测数据，我发现他的生长速度其实很正常，一年长高 6 厘米。之后通过拍骨龄片子，发现他的骨龄只有 6 岁，也就是说他的骨龄比实际年龄偏小。

通过分析，我告诉孩子的妈妈完全不用担心孩子的身高。因为这样的孩子，只是青春期整体比其他孩子要迟一些，但生长速度是正常的，他将来能长到正常的个头。这种情况，我也并不主张用生长激素，更多的是鼓励孩子建立正常的生活习惯，让他以后能有理想的身高。当然，父母还是要为孩子做好身高监测，密切关注他的生长速度。

先天性软骨发育不良的孩子也不适合打生长激素，因为这样的孩子身体的比例是有问题的，打了生长激素以后，比例也不会改变。我这么多年做了很多临床观察，总结了超过 100 个案例，才得出了这个结论。

一般来说，我们判断孩子是否需要注射生长激素之前，会做一个生长激素兴奋试验，看看孩子是否缺乏生长激素。

生长激素的分泌是一种脉冲式分泌，它的分泌量一会儿高、一会儿低，所以我们在试验的时候，一般要做 2 次。如果在测试生长激素分泌水平时，刚好在谷值，那么很可能就会出现假阳性了；如果做测试时刚好在峰值，也不利于判断孩子整体的生长激素分泌水平。所以，我们一般至少要取 2 次结果进行判断。

之后，再进行综合的评估，才能判断出孩子到底是否需要注射生长激素。

生长激素的效果怎么样

我们仔细分析了北京协和医院 1994 年的临床资料，总共入选了 95 个案例，其中男孩 55 例，女孩 40 例，治疗的时长是 7 ~ 8 年。这些孩子治疗前的平均身高是 137 厘米，治疗以后，经过 3 ~ 5 年，最长的是 7 年，平均身高为 164.8 ~ 173.1 厘米。当然，有的孩子来得偏晚，骨骺很快就闭合了，所以身高不是特别理想。

但是只要你坚持治疗，最终相当一部分孩子都能达到理想身高，男孩都能达到 170 厘米以上，女孩的身高范围是 153.3 ~ 159.1 厘米。

长高笔记

并非所有的矮小症都可以用生长激素治疗，那么我们对于矮小症的诊断，一定是先要明确病因，然后对症治疗，要严格地遵医嘱，选择合适的长高方式。

亲子时间

请大家回去监测孩子的生长发育情况，了解孩子目前的发育情况、营养状况，包括身高、体重。

了解你的孩子是不是属于体质性发育延迟。首先要了解自己的身高，以及孩子的爷爷奶奶、姥姥姥爷的身高，另外，家族男女发育的年龄，比如男性变声的年龄，以及女性乳房增大和月经来潮的年龄。

请大家记录这个情况，来更好地判断孩子的生长发育状况。

正确利用生长激素，安全有效地帮助孩子长高

在打生长激素的过程中，父母要定期带着孩子回到门诊进行复查，医生要评估安全性和疗效。

如果效果不理想，很多父母要么会自行停药，要么换药，这都是不可取的。出现没效果或者效果欠佳的情况，请一定要到门诊来，让医生进行仔细检查、分析。

生长激素效果不好的原因

有的是由于操作失误少打了；有的是因为适应性不好，可能需要迟一些才能看到效果；还有的漏打了，效果也就不好了。

生长激素的注射要求是每天都要打，因为生长激素的半衰期很短，如果隔两天打，药物很快就代谢掉了。

关于生长激素的使用疗效，我们也做过研究，结果表明，每天打生长激素的孩子疗效要明显好于隔天打生长激素的孩子。当然现在我们已经有长效制剂了，也可以选择一周打一次的生长激素。

所以家长一定要弄清楚，孩子注射的生长激素到底是长效制剂还是短效制剂，如果是短效制剂，一定要每天注射。如果漏打，那么肯定会影响效果。

另外，生长激素一定要注意按要求保存好。因为我的很多患者遇到过类似的情况——由于生长激素没有保存好，药物失效了。

生长激素一般是肽类激素，要求在 4~8 摄氏度的条件下保存，也就是冷藏。父母如果不小心放在了冷冻室里，激素就会失效。把变质的生长激素打到体内以后，不但没效果，还可能引起一些过敏反应。

有这样一个例子：一个妈妈来找我，说孩子每天都注射生长激素，但是效果不好。我就让她回去检查一下冰箱。结果她发现，冰箱上虽然标明是 4~8 摄氏度，但测试了一下，发现实际温度是零下 4 摄氏度。也就是说，由于冰箱的质量有问题，导致了生长激素制剂的失效。

另外，因为人的体质不同，个体差异性是很大的，所以对于治疗效果不能一概而论。我们得制订个性化的治疗方案，因人而异地进行指导和治疗。所以，如果发现注射生长激素之后效果不是很理想，父母应首先在医生的帮助下明确是什么原因导致的，不要急着停药或者换药。

生长激素应该打多少

生长激素的剂量跟孩子的体重是有关系的。比如青春期前，每千克要求 0.1 个单位；青春期以后，每千克要增加到 0.15 个单位。

随着青春期开始，人对生长激素的需求量就增加了。这个时候，需要提高注射剂量。当然，这个剂量是根据经验公式来测算的。

打上规定剂量的生长激素之后，每隔 3 个月要复查。复查的过程中，如果孩子的生长速度已经达到了一年 8~10 厘米，那就说明达到了理想的效果。如果孩子一年能长高 12 厘米，甚至 24 厘米，那我们认为生长速度太快了。我们不主张长得这么快，因为长得太快了以后，骨骼的质量就跟不上了，容易引发骨质疏松。一般来说，青春期只要达到每年长 8~10 厘米就可以了。

如果达不到 8 厘米，可以监测孩子体内类胰岛素样生长因子的水平，来适度地增加剂量。一般可以先按照最小的剂量进行调整，逐步找到理想的治疗剂量。

打生长激素需要注意什么

家长一定要注意，不要随意地停药，不要随意地更改剂量。我们门诊经常会碰到有的孩子打针不到半个月，父母就急匆匆地跑过来问，孩子怎么 1 厘米都没长。

一般孩子从打生长激素开始至半个月到一个月的时候，我们主要观察孩子有没有一些不适，比如有没有眼睑浮肿，有没有头疼，转氨酶有没有升高，这个是需要我们密切关注的。所以，刚开始注射的时候，1 个月左右要带孩子回来复查一次，复查主要是看孩子的适应性。

而评价疗效，要到 3 个月左右复查，看孩子长高的速度，评估剂量是否合适，是否需要调整。这段时间，不能随便停药，甚至变更剂量。

另外，生长激素呈脉冲式分泌，还受性别、年龄和昼夜节律的影响。在孩子夜里睡觉睡得香的时候，生长激素的分泌量明显增加，时间是晚上 10 点 ~ 凌晨 1 点，尤其是晚上 10 点前后，生长激素的分泌量达到最高。在这段时间，孩子睡眠质量越好，生长激素的分泌脉冲的频率、幅度就越高，分泌量越大。

我们注射生长激素也是模拟这个时间，一般推荐孩子在晚上 8 ~ 9 点进行睡前准备，在睡前半小时到一小时进行注射，这样，孩子在睡着之后，生长激素浓度最高，效果最好。

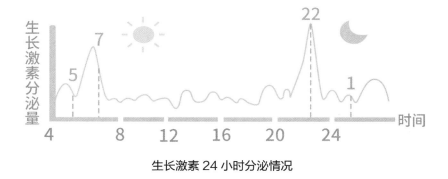

生长激素 24 小时分泌情况

生长激素的注射部位

一般要求在腹部肚脐的周围，离肚脐大概两指开外，或者在大腿、胳膊的外侧进行注射。要注意不能太靠近肚脐，也不能在同一个部位反复地注射。

如果总是在同一个位置注射，很可能会出现脂肪萎缩性凹陷。为什么会这样呢？我给大家简单解释一下：生长激素能强化我们脂肪分解酶的活性，所以注射以后，这个部位的脂肪就会全部被激活，产生热量用于长高。我见到过一个小孩，身体的某一个位置就像一个碗，明显地凹下去了，因为他总是在这个固定部位注射，造成了脂肪萎缩。所以，一定不要老在一个部位注射，要轮换着多个点位来注射。可以以肚脐为圆心，以 3 厘米为半径画一个圆，像钟表盘一样标注 1 ~ 12 个点。特别瘦的孩子可以避开 12 点和 6 点的位置，每天选择一个点的位置注射，轮流 10 天，重新开始下一个周期，这样就可以有序而且均匀地进行注射了。

持续注射一段时间以后，小孩可能会快速蹿个儿，人会变瘦，皮下脂肪减少，所以在腹部注射的时候，有时会出现肚子疼的情况，所以我们可以选择大腿外侧或胳膊外侧轮换着注射。

总结一下，生长激素注射部位选择的注意事项：要轮换注射部位，交替选择注射部位；两次注射部位之间，间隔 2 ~ 3 厘米；避免产生皮下脂肪硬结，影响药物的吸收。

此外，要避免一些特殊的部位，比如注射疼痛比较明显的、有瘀斑的、有感染的、有出血的、有皮下硬结、皮肤凹陷的部位。如果已经出现皮肤凹陷，一定要交叉换位进行注射。

注射部位注意事项

轮换注射部位	①交替选择注射部位 ②两次注射部位之间，间隔 2 ~ 3 厘米 ③避免产生皮下脂肪硬结，影响药物的吸收
避开部位	疼痛 / 瘀斑 / 感染 / 出血 / 皮下硬结 / 皮肤凹陷

生长激素注射方法（见文前 No.5）

粉剂注射流程

注射粉剂时，需要准备的物品：

粉剂的西林瓶，注射用水的安瓿瓶，一次性注射器，一次性消毒棉片。

注射步骤：

1. 在注射前，要用肥皂清洁双手，并将手置于流动的水龙头下面，清洗干净。保持双手洁净，避免感染。

2. 打开西林瓶瓶口，将注射用水沿着瓶壁缓缓地注入药粉瓶，使药剂溶解。有的患者疗效不好，就是因为将注射用水注入药瓶的速度太快，整个瓶子里都是泡沫。这种情况很容易造成药品失效，或者由于泡沫附着在药瓶和注射器壁上，注射时产生药品浪费，导致注射剂量达不到要求，效果自然会不好。

3. 溶解制剂。现在的制剂水平很高，不用上下左右来回晃动，只需要在桌上来回地移动两到三次就可以了。

4. 用注射器转吸药液，吸完后，将针尖向上慢慢排出空气。排出空气的时候，动作幅度不要太大，避免损失过多的药液。

5. 给注射部位消毒，注射药液。用酒精、碘伏或者消毒棉片擦拭注射部位，擦拭之后可以等待一分钟，等到皮肤稍干，再进行注射。如果马上注射，可能会引起注射部位的疼痛。

6. 注射完药液后，拔出针头，用棉片按压注射部位片刻。如果拔出针头之后不按压，有可能会有药液冒出来，造成损耗。

以上是注射的一个完整的过程，一定要按照这个步骤一步一步地操作。在操作中，要留意各种注意事项。

短效水剂注射流程

水剂相对来说比粉剂要方便，它不需要溶解。

注射水剂时，需要准备的物品：

水剂电子笔，一次性针头，一次性消毒棉片，水剂药物一瓶。

注射步骤：

1. 水剂的药品一般都是在冰箱里保存着，要保证保存温度为 4～8 摄氏度。注射前，一定要注意提前 15 分钟从冰箱里拿出，避免在温度过低的情况下注射到体内，引起疼痛。

2. 注射者要把双手放在流动的水龙头下，用肥皂清洗双手，保持双手的洁净，避免感染。

3. 设置好水剂电子笔。

首先，按下水剂电子笔的开关键，查看电量是否充足。其次，按设置键，选择"剂量"，调整剂量。再次，按开关键确认返回，选择"速度"，一般我们是选择慢的模式；选择"记录"，可以查看每次注射生长激素的时间；选择"时间"，一般默认是北京时间。最后，按下开关键返回一开始的页面。

4. 消毒瓶口，安装一次性针头。

5. 要排出针内的空气，再次确认设置的剂量。

6. 给注射部位消毒，注射药液，收起电子笔。注射完之后，要用棉片稍微按压一下注射部位（具体操作与粉剂注射一样）。

长效水剂注射流程

长效的生长激素，一般是一周注射一次。

注射长效生长激素时，需要准备的物品：

长效生长激素一支，一次性注射器，一次性消毒棉片。

注射步骤：

注射前，也要求注射者在流水下用肥皂清洗双手，保持手的洁净，避免感染。

之后，抽取药液，然后用酒精擦拭注射部位，最后注射药液。

强调一个注意事项：一定要在每周固定的同一天注射。

我们碰到过这样的情况，一般来说两次注射的间隔是七天，如果在不同的天数注射，整个注射节奏乱了，就容易出现少打或者漏打的现象。

另外，家长要准备一个本子，专门记录小孩的饮食、运动、生活习惯方面的问题，也记录好每次注射的时间，最好具体到某年、某月、某日、几点、几分，避免出现少打或者漏打的情况。

注射后注意事项

1. 注射后的 1 个月是我们的安全监控期，要观察孩子是否出现眼睑肿、腿肿等症状。

2. 注射以后局部会出现疼痛，会有一些轻微的过敏反应，但一般两到三周就逐渐自行消退了。

3. 3 个月后要进行第一次正式的复诊，看孩子身高长了多少，体重长了多少。监测体重是因为打了生长激素后，孩子的胃口会特别好，有的孩子会明显地发胖。监测体重的目的是要根据体重调整生长激素的剂量。

有的父母一年以后带着孩子来复诊，说效果不好。所以我想提醒各位父母，一定要每隔 3 个月复诊一次。因为生长激素的剂量是按照体重决定的。注射了激素之后，孩子的体重可能会进入快速增长期，如果 3 个月之后孩子不来复诊，但是体重已经增加了，原本的注射剂量却没有变化，那效果自然不好。

另外，每隔 3 个月复诊一次，不仅要监测小孩的生长发育的情况，同时还要检查孩子的肝功能、血常规、甲状腺功能等。小朋友进入快速生长期以后，如果营养跟不上的话，就会出现贫血。在治疗中，有的孩子会出现轻微的肝肾功能变化，轻微的转氨酶升高，也需要进行对症处理。

4. 研究发现，生长激素缺乏性矮小症的孩子，在用生长激素进行治疗的过程中，有 25% ~ 30% 会出现以总 T4 和游离 T4（T4 为甲状腺激素的生物活性部分，能直接反映甲状腺功能状态）降低为表现的甲状腺功能减退。这就需要适当地补充甲状腺激素。当然，不是所有的孩子都会这样，所以需要定期地复诊。

5. 在治疗的过程中，父母需要拿个本子记录孩子打针的情况，别漏打，剂量不要多，也不要少。父母也可以鼓励孩子自己记录，帮助孩子克服这种恐惧心理，对孩子的健康成长也是有帮助的。

6. 5 岁以上的孩子，能自己打针的，一定要自己打针。自己打针的孩子，适应性往往特别好。如果是由父母打的话，当父亲出差了，或者是晚上有应酬时，孩子那天可能就没办法打针了。

我在研究中还发现，自己打针的孩子，几次以后，他对于打针这件事情的恐惧心理就会减弱很多，长期打针对孩子的心理上的负面影响也会小很多。

7. 父母要对孩子进行身高的监测，每隔 1 个月、3 个月，都要监测身高，记录数据。适度地监测身高、体重的情况，作为下一次复诊时医生了解孩子生长情况、进行剂量调整的依据。

当然，我并不主张每天都监测，有的父母每天早晚都会给孩子测量身高和体重，本子上的记录密密麻麻，监测得太频繁了，反而会让孩子产生心理上的压力，父母自身也会感到焦虑。

8. 父母还要监测孩子的饮食运动情况。很多父母觉得打了生长激素以后，就可以不用管其他了，孩子自然而然地就会长高了。

一定要记住，想让孩子长个儿，最主要的是调整好生活习惯、饮食习惯，不能把一切都托付给医疗手段。如果饮食不跟上，不好好吃饭，不加强营养，注射生长激素的效果也会差一些。另外，如果运动不跟上，也会影响到生长激素的疗效。

所以，父母帮助孩子记录饮食运动的情况，对于促进孩子的生长发育是有效的。在育儿过程中，有一个理论叫行为干预，而帮助孩子养成健康的生活习惯、饮食习惯、运动习惯，实际上就是一种行为干预的过程。每天记录，就是在不断地帮助孩子强化这方面的意识，自然很容易帮助孩子建立持久且健康的生活习惯。

长高笔记

生长激素一定要在骨骺闭合前用，在 3 岁以后，越早治疗越好，能够让孩子获得更大的长高空间。

父母要按时地带孩子复诊。只有这样，医生才能根据孩子的生长情况不断地调整治疗方案，让生长激素的疗效达到最佳，最后让孩子获得理想的身高。

亲子时间

详细记录孩子每天打针的情况，拿着记录本来复诊。引导孩子参与到记录的过程中，共同来完成这个作业。

运动的方式对了，才能快速、结实地长个儿

想要让孩子健康地成长，达到理想身高，父母还有一项重要的任务，那就是陪孩子运动。大量的研究证实，有运动习惯的孩子的身高比不运动的孩子普遍要高2~3厘米。

首先，运动可以帮助孩子调节情绪。我们体内有一种激素叫"内啡肽"（endorphin），它是一种由脑下垂体和丘脑下部所分泌的氨基化合物，能够给人带来一种愉悦的感觉，还能帮助人缓解压力，而运动可以帮助人体分泌更多的内啡肽。这也就是为什么，我们运动完之后，虽然身体上很疲惫，但是心理上往往会感觉很愉悦、很快乐。孩子运动之后，体内的内啡肽会提高，情绪会更加积极，而积极的情绪本身就能促进生长发育。

其次，运动之后，孩子因为比较疲惫，睡眠质量就会有明显的提高，而我们说过，生长激素的分泌峰值，就是在睡眠的时候，好的睡眠会促进人体分泌更多的生长激素。孩子睡得越好，个子自然会越高。

我见过很多类似的例子：父母带着孩子来就诊，在给孩子进行检查之后，我多半不会给他开药，而是帮助他调整饮食结构，并且给他制订运动计划。

一般来说，孩子按照我给的医嘱，有规律地进行运动，不出 3 个月，他的身体就会变得比原来更好。半年或者一年之后，我们给孩子测量身高，多半会发现，孩子的生长速度也比以前快了。

再次，适当的运动还对骨骼生长有帮助，能够促进体内血液循环，增加骨的血液供应，让骨骼得到更多的养料。这样一来，骨骼就能快速地增长，骨骼的质量也会变得更好。比如，骨骼的横径增宽，骨髓腔增大，骨的重量增加，骨皮质增厚，骨密度增加。总体上来讲，运动会让我们的骨头生长加速，而且越长越结实。

事实上，很多家长都会陷入一个很大的误区：只追求长个儿，长得越快越好。

所以我想提醒大家，在孩子快速长个儿的时期，我们不仅要关注孩子每年长了多少，还要关注孩子的骨骼质量。

比如，有的孩子一年能长 8～10 厘米，甚至有的一年长 15 厘米。这个时候，父母往往会特别高兴。但事实上，除了关注长个儿的速度，我们还应该注意，孩子的骨骼是不是结实。因为越来越多的研究发现，老年人常见的骨质疏松的问题，往往是孩童时期种下的因——小时候骨骼质量跟不上，长大以后极大可能会出现骨质疏松。

在孩子的骨骼快速成长的过程中，骨密度会迅速上升，到 35 岁左右达到一个峰值，过了这个峰值，骨密度就不可能再上升了，只会逐渐以每年 0.5%～1% 的速度下降。那么我们要做的，就是尽量让这个峰值更高。

举个例子，我们把人体的骨密度的变化过程比作一座山峰。如果某个人在 35 岁的时候达到骨密度的峰值如同珠穆朗玛峰那么高，那么即使之后其骨密度每年以 0.5%~1% 的速度下降，到 80 岁时，也降不到海拔 3000 米的高度。这个骨密度我们认为是合格的。

如果他的骨峰值只到了海拔 3000 米高度，那么他出现骨质疏松的风险明显高于其他人。

所以，家长不要只关注孩子长高了多少，还要帮助孩子的骨量、骨密度得到尽可能的生长，才能避免将来患骨质疏松。而最好的办法，就是正确地补钙和维生素 D，并且适当地运动，促进骨骼发育。

不同年龄适合的运动形式

不同年龄段的孩子应该选择不同的运动形式，尽量尊重孩子身体发育的规律。

适合 3 岁孩子的运动形式

3 岁的孩子处于运动的起步阶段，身体还比较弱小、柔嫩，不太适合复杂的运动。这个时期，我们要特别关注提高孩子手脚协调的能力。医学上有一个概念叫感觉统合，简单来说是孩子大脑和身体配合的能力。手脚越协调，孩子将来的大脑发育就越好。

这个时期，我们最提倡的是爬行、攀登，比如爬楼梯、爬沙发等。

再大一点儿以后，可以让孩子慢慢地跑。父母可以利用各种各样的游戏，来督促孩子跑动，比如捉迷藏、老鹰捉小鸡、玩皮球、追气球、追肥皂泡泡等。

除了这种正向的跑以外，还可以通过变向跑，比如故意把玩具放到身后，不断地改变方向，让孩子来追玩具，这种变向的跑动可以提高孩子的手脚协调能力和下肢的肌肉力量。

再接下来，可以跳绳、跳小房子。通过增强孩子的协调能力，让孩子更好地适应运动，更喜欢运动。

适合 4 岁孩子的运动形式

这个年龄段的孩子，活动能力已经得到很大的提高，可以试着多进行一些户外运动，到太阳底下去，边运动边进行日光浴。

可以出去做操、跑步、打球。比如隔着一两米给孩子一个球，让孩子主动去抓球。通过这个过程，能够提高孩子手指的精细运动能力，全面提高运动协调的能力。

5 岁以后，哪些运动能促进身高发育

从 5 岁开始，就要进一步提高运动的强度，并且选择多样性的运动方式了。

比较适合这些"大孩子"的运动形式，是伸展性的运动，比如健身操，还可以增加一些弹跳性的活动。

对于 5 岁以上的孩子，我最推荐的是跳绳。我在北京协和医院是有名的"跳绳教授"，恨不得让所有的小朋友都去跳绳。跳绳能够促进孩子的手脚协调，是非常有效的感觉统合训练方式。另外，跳绳这项运动对于场地没有限制，如果室外空气不好，在室内跳绳也是很方便的。

另外，适当进行全身性的运动，比如快走、慢跑、游泳等。这些都是能够挤压软骨板的运动，软骨板受到刺激以后，就会快速地增长，同时促进孩子长高。

总体上讲，要引导孩子爱上运动，并且养成持之以恒运动的习惯。这对孩子来说，是受益终身的。

最后还要强调一个误区：很多父母一想到让孩子长个儿，就让孩子做

"吊起来"的运动，比如单杠、双杠。类似的运动，看起来好像会让孩子长高，事实上拉开的是关节间隙，而不是真正地让孩子的长骨变长。

我小的时候，我妈特别喜欢让我背着书包，双手抓住门框上面，挂在门框上，希望我能长高。但是我挂着挂着发现胳膊"越变越长"了。实际上，这并不能促进长高，因为拉开的是关节间隙，不久就会被"打回原形"。

运动的强度和频率

每周要运动 4 ~ 5 天，每次 30 ~ 45 分钟。

真正对长高有益的运动是快走、慢跑、跳绳、游泳。它们的共同特点是长时间、不间断、有节奏，容易坚持。

很多父母给孩子选的运动是球类运动，打篮球或者踢足球。

但是我想提醒大家，很少有小朋友在打篮球的时候，会像乔丹那样满场地跑，多半是跑两步投一下，很容易间断。

所以，我非常推荐跳绳这种运动，它很简单，容易上手，容易坚持，而且很有节奏。最重要的是，它能促进手脚协调，帮助大脑发育，改善整体的智力发育。

为了督促女儿去跳绳，我还跟她订了一个比赛计划，每天跟她一起跳，看谁跳得更好。

很多父母可能会说，孩子还小，不会跳。事实上，哪有孩子一出生就会跳绳呢？任何运动都需要循序渐进，我们可以做好规划，比如第一周每天 100 个，慢慢过渡到每天 200 个，之后再慢慢过渡到 400 个、800 个、1000 个。

每天 800 ~ 1000 个就很好了。长时间地坚持下去，对孩子长高很有帮助。

最推荐运动：跳绳

原因	规划
①简单易上手	第一周，100 个 / 天
②容易坚持	第二周，200 个 / 天
③促进手脚协调	第三周，400 个 / 天
④改善智力发育	第四周，800 ~ 1000 个 / 天

在任何运动的过程中，都一定要注意运动防护，防止运动劳损。比如孩子要注意保护好膝关节，因为只有软骨板健康，才能促进孩子长得更高。

如果孩子长得比较快，比如一年长 8 ~ 10 厘米，他的膝关节可能会有胀痛感。排除了其他问题之后，我们会发现那是生长痛，也就是孩子的骨骼长得比较快，由于骨膜的牵拉，会引起膝关节的疼痛，这是很正常的。

但是如果因运动强度太大，或者运动的姿势不正确导致膝盖疼痛，可能就说明孩子的软骨受损了。所以我想特别提醒一点，就是要保护孩子的软骨，因为膝关节的软骨原装的只有一副，想要运动，离不开膝盖。

所有运动在开始之前，必须注意热身。如果某种运动需要持续性地不断重复，那么就要注意韧带的劳损。

比如爬楼，尤其是下楼的时候，特别要注意膝关节的劳损。我们正常站立的时候，膝关节承受的重量是我们体重的一半，但在下楼的时候，每一边的膝盖都会有一个快速往下冲的惯性力，在这一瞬间，膝关节承受的重量是体重的 6 ~ 7 倍。时间久了，软骨、韧带都可能受伤。

所以，孩子在运动时，父母一定要在旁边陪伴，要关注孩子，注意适当、适量，防止孩子运动过量或者姿势不对，导致运动损伤。

运动要循序渐进，但是有的父母比较贪心，一上来就要求时间特别长，初期就大于 30 分钟，后期大于 60 分钟。这样一来，运动强度一下子就上来了，肌肉很容易受伤，而且骨骼肌肉的营养供给受阻，反而不利于孩子长个儿。

我们提倡快走、慢跑。这些运动本身没问题，但是有的父母却把它们变成了无氧运动。让孩子快速地跑 100 米，然后休息一会儿，之后再跑一组 100 米。这种无氧运动容易造成乳酸堆积，小朋友很快就会觉得肌肉疼得厉害，自然就不太爱运动了。

所以，父母最好帮助孩子优先选择有氧运动，长时间、不间断、有节奏地运动，比如慢跑，强度和时间都要在孩子可承受的范围内。

我碰到过一对父母，让 5 岁多的孩子去跑马拉松，结果跑完之后，孩子浑身疼，膝盖和肌肉都疼得受不了。这个其实也是有违健康运动的准则的。对孩子来说，体力、耐力、运动能力都还比较弱，不适合参加类似于马拉松这种超高强度的运动。

另外，我们需要适度地挤压骨骼，刺激骨骼生长，但是不能过量地负重。我见过有的孩子 6 岁就开始练杠铃了，这是很过分的，因为过度地挤压孩子的骨骼，肯定会影响长个儿。

要避免运动的速度太快，尤其是跳绳，有的小朋友跳得特别快，5 分钟跳 1000 个。这种高频率的运动方式，容易造成韧带拉伤，损坏关节。

最后，还要避免只练单一的项目，我在门诊碰到过连续几个月天天跳绳 3000 个的孩子，结果导致韧带发炎。所以，孩子的运动一定要循序渐进、科学合理、多样化。

孩子运动受伤怎么办

小朋友的骨折，一般是青枝骨折（青枝骨折常见于儿童。因为在植物的青嫩枝条中，常见到折而不断的情况，故以"青枝"进行类比），不会移位。

一般骨骺闭合以后，它会自动纠正。

但是要避免同一个部位多次受伤。如果孩子不小心受伤了，在之后的运动中，要更加密切地关注孩子的受伤部位。如果出现问题，一定要及时就诊，一般来说，大多不会有后遗症。

当然，最重要的是在运动、游戏中避免受伤的情况，做到防患于未然。我见过这样的例子，一个小男孩比较顽皮，非要和爸爸掰手腕，结果不小心导致了肌肉拉伤、青枝骨折。所以，无论是运动，还是做游戏，都应该选择安全性更高的，以避免安全风险。

易使孩子受伤的运动

时间过长	初期 >30 分钟	肌肉受伤
	后期 >60 分钟	骨骼 / 肌肉营养供给受阻
强度过大	马拉松	骨骼提前骨化，停止长个儿
	力量训练	呼吸跟不上，大脑缺氧
	掰手腕	损伤肌肉 / 韧带
速度过快	跳绳 1000 个 /5 分钟	损伤膝关节
只练单一项目	连续几个月天天做	容易受伤，不易坚持

多参加户外运动，促进补钙

很多孩子都在补钙，其实，现在孩子们的食谱里，普遍都不缺钙，缺的是维生素 D。

我们在前面说过，人体内的维生素 D 90% 以上来自太阳光里紫外线的照射，而维生素 D 能促进人体对钙的吸收。

孩子们的学习时间很长，挤占了户外运动时间，这才是孩子缺钙的主要原因。所以，父母应该鼓励孩子多出去参加户外运动，以合成更多的维生素 D。

在户外活动时，要注意晒太阳的强度，循序渐进，一般 10~30 分钟。

3~7 岁的孩子，晒太阳的时间和频率跟 0~3 岁差别不大。春秋季可以从上午 9 点开始；夏季可以从上午 8 点开始；冬季可以从上午 10 点开始。全年的下午 4 点~5 点，都是比较适宜晒太阳的时间。要避免小朋友在上午 10 点~下午 3 点直接晒太阳，以免晒伤。以上是大致时间，具体视各地的情况来定。

3~7 岁的孩子，要避免阳光直射眼睛，孩子的衣着和防护，日常穿搭即可，皮肤的暴露面积要适度增大，不要穿防晒服，也不建议涂防晒霜，不戴墨镜。帽子有帽檐就可以了，防止眼睛受到直射。

另外，最好选择空旷、没有高楼遮挡的树荫旁，或者向阳的屋檐下，作为晒太阳的场所。晒太阳的时候不要隔着玻璃晒，因为 UVB 的穿透力比较弱，容易被玻璃遮挡，降低维生素 D 的合成率。

如果冬天长时间出现天气不好的情况，没办法进行户外活动，建议适度地给孩子口服维生素 D 的补充剂。

长高笔记

父母对于孩子最大的投资就是让孩子热爱运动。我最推荐的运动是跳绳。

根据不同的年龄，有不同的运动形式，要选择适合他们的运动形式。

3 岁的孩子，适合爬行等加强协调运动能力的运动。

4 岁的孩子，可以去参加跑步等户外的运动。

5 岁的孩子适合跳绳、打球、游泳、摸高等运动。

亲子时间

父母应该鼓励孩子参加运动。父母最好有个本子，记录孩子运动的种类、时长，让孩子能够养成持之以恒运动的习惯。

另外，注意协助孩子保护好自己，帮孩子选择适合他年龄段的运动，不要运动过度。

科学调整睡眠时间，让生长激素分泌量增加 3 倍

经常有妈妈跟我吐槽：小朋友像一个永动机，有无穷的精力，一到晚上就兴奋得不得了，好像一整夜都不用睡。因为总是熬夜，孩子平时可能也比较爱生病，上课的时候注意力也不容易集中，学习成绩也不好，真不知道怎样才能让小朋友养成好好睡觉的习惯。

相信这种情况很多父母都碰到过，尤其在 3~7 岁，小朋友可能比较活泼好动，很爱玩，到晚上就不容易入睡。而睡眠缺失、睡眠障碍，往往会引起生长激素分泌障碍。睡眠质量不好，还可能跟一些潜在的疾病有关系，比如消化道问题、呼吸问题，睡不好也会加重这些病情。

另外，越来越多的研究发现，睡眠障碍会引起代谢性的肥胖，还会影响孩子脑细胞的发育，导致孩子记忆力下降。这就是为什么，那些爱熬夜的孩子，上课的时候更容易走神，学习成绩也更差。

所以，父母要想办法让孩子养成规律的睡眠，不能由着他在晚上因为贪玩而不睡觉，以免影响身高。

孩子怎样睡，才能保证生长激素分泌量最高

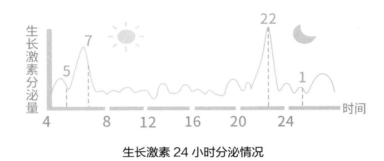

生长激素 24 小时分泌情况

这张图清晰地画出了孩子一天的生长激素的分泌曲线。

我们可以看到，白天活动的时候，生长激素分泌的曲线峰不高，频率也不高。而在晚上 10 点 ~ 凌晨 1 点，其间的深睡眠阶段，生长激素的分泌量增加，达到峰值。

这个时间段，生长激素的分泌量可以达到平时的 3 倍，深度睡眠的质量越好，孩子的体力就越充沛，食欲也会越好，不容易挑食，并且肌肉能够得到充分的松弛，有利于孩子骨骼的生长。

很多父母担心孩子在夜里踢被子、翻身、说梦话、磨牙。

因为小朋友整体的神经发育并不那么完善，所以这个时候，往往会做很多梦，白天一些经历会像放电影似的在他脑子里过一遍。这样的情况一点儿都不稀奇。

我女儿兔兔小的时候，特别喜欢踢我，我有时一宿可以被踢到床边上三次，但是这并不影响她长个儿。最重要的是要保证她在这个时段处于睡眠状态，哪怕她说梦话、踢被子，都不要紧。

不少父母喜欢熬夜，孩子也会跟着一起熬到 12 点，那就很容易错过孩子在一天之中的生长黄金期。

我们可以根据上面的生长激素分泌图，来安排好孩子的睡眠时间。

什么时候起床

从早上 5 点开始到 7 点叫"醒觉周期"，小朋友要开始为起床做准备了。这个时间，孩子体内的生长激素，也处于分泌的小高峰。

所以请大家注意，我们说的早起不是越早越好，不建议 5 点之前就起床。

另外，还要注意规律地生活，自然醒，拒绝睡回笼觉。

正确地睡午觉

在中午，孩子体内的生长激素的整体分泌是偏低的，所以并不建议一定让孩子睡午觉。最好是孩子累就睡，不累就不睡。如果要睡午觉，建议不要吃完饭马上就睡，最好在饭后半小时开始午休。另外，午休的时间也不宜过长，有的孩子午休达到 2 小时以上，那么晚上肯定就会开始闹腾，不容易入眠。

其实大人也是一样的，夏天的话，如果午睡两三小时，就会越睡越昏沉，越睡越难受。

午睡最佳的时间是 10 ~ 20 分钟，原则上不超过半小时。

对于小孩来讲，千万不要因为午睡干扰了整个睡觉规律，影响到夜间的睡眠质量。

不同年龄段的孩子应该怎么睡

孩子在不同的年龄段，对睡眠的时间要求是不一样的。

3 ~ 5 岁，推荐是 10 ~ 13 小时。不足 8 小时，或者是超过 14 小时，都是不合适的。不睡觉的时候，可以带孩子多出去参加户外活动，多晒太阳。运动锻炼会让大脑产生更多的内啡肽，让人身心愉悦，也会改善睡眠的质量。

6~7岁，一般要求睡眠时间是9~11小时，不要低于7小时，当然也没必要超过12小时。父母会有个误区：平时小孩上学，睡眠时间不够，所以周末会让孩子多睡几小时，把这个觉补回来，其实这个觉是补不回来的。

最积极的补觉办法，是鼓励孩子参加锻炼。通过锻炼，让孩子在晚上的睡眠质量变得更好。

不同年龄段的睡眠时间

	3~5岁	6~7岁
推荐	10~13小时	9~11小时
不推荐	不足8小时 超过14小时	不足7小时 超过12小时

固定睡眠流程，让睡觉成为一件有仪式感的事儿

我特别提倡各位父母试着帮孩子养成一个固定的睡眠流程，这样，孩子很快就能养成固定时间睡觉的习惯。孩子能按时睡觉了，睡眠质量也能够得到相应的提高。

比如，想要孩子晚上9点睡觉，父母晚上8点半就要开始拉窗帘、关灯，用这样的方式告诉孩子："你该睡觉了。"同时，让孩子上床盖好被子。

父母可以亲吻孩子的额头，告诉他醒来以后就能看见爸爸妈妈，让孩子安心地入睡。通过一个流程，不断地释放让孩子睡觉的信号。

增加睡眠的仪式感，比如在睡觉之前洗澡、刷牙、尿尿，不断地强化孩

子要睡觉的信号，告诉他："做完这些事情，就应该睡觉了。"

长期地养成这种流程，会让他形成一种条件反射，以后不需要你要求，他也会乖乖地自己上床盖好被子。

让孩子必须到点就躺到床上去，平静下来。

父母也可以帮助孩子，给孩子讲讲故事，哼唱摇篮曲，放点儿轻音乐。

我女儿兔兔喜欢听故事，我就打开手机里的音频，给她放故事，每天一到入睡时间，一听《三国演义》，她就迷迷糊糊地睡着了。

她听不听得懂并不重要，重要的是她听到了睡觉的信号。

培养孩子良好的睡眠习惯不是一朝一夕的事情，父母最重要的是要有耐心，每天注意在固定的时间引导孩子入睡，时间一长，孩子就能自己主动睡觉了。

长高笔记

晚上 10 点 ~ 凌晨 1 点，早上 5 ~ 7 点，是生长激素分泌的两个黄金时间，要保证孩子进入正常的睡眠状态。

亲子时间

请大家记录孩子的睡眠流程，全家一起帮助孩子养成对睡眠的仪式感。

用笔记本记录孩子的睡眠习惯，比如孩子夜里何时入睡、早上何时醒来、午休的时长等。要鼓励孩子晚上 8 点半上床睡觉，帮助孩子培养好的睡眠周期。

如果有条件，可以给孩子买一个记录睡眠状态的手环，有效监测孩子的睡眠质量。

睡眠质量差，导致生长发育迟缓，怎样改善

有的小朋友并不是主动熬夜，而是睡眠质量差，导致想睡也睡不好。常有的状态是晚上睡不着，早上起不来，上课也学不到东西。

另外，即使在睡眠中，孩子也可能会出现做噩梦、呼喊，以及夜里频繁上厕所、打鼾、抽动、翻身等。

打鼾在这个年龄可能是腺样体肥大导致的，如果孩子出现吹哨一样的声音，要特别小心，以免引起缺氧。这种情况一般需要到耳鼻喉科做进一步的检查，让专业的医生做出诊断。而对于其他的情况，父母可以在家里进行有效干预。

找到孩子睡眠差的原因

睡眠差有一个简单的判断标准，那就是孩子早起之后的精神状态。我们可以观察孩子第二天的整体精气神怎么样、学习注意力是否集中、心情是否愉悦等，这都跟睡眠有一定的关系。

如果父母发现，孩子精神不是很好，那么就应该细心地进行观察，也可以和孩子好好沟通，尽量找到孩子睡眠差的原因。

引起睡眠质量差的原因有很多，包括焦虑情绪、压力比较大、白天太兴奋或者午睡时间太长等。

还有可能是不良的饮食习惯导致的。比如白天在学校不好好吃饭，晚上吃太多，而吃得太饱会导致入睡困难。我女儿兔兔就是这样的，她嫌学校的

饭不好吃，所以晚上回家就狂吃，结果很容易引起积食，夜里肠道负担比较重，自然会影响睡眠。

另外，睡眠环境不舒适也会导致孩子睡不好，比如屋里太热、被子太厚等。所以父母可以针对睡眠环境进行调整，尽量让睡觉时的温度合适。担心孩子踢被子，那不妨让孩子穿稍微厚一些的睡衣，盖上薄薄的被子，或者直接让孩子在睡袋里入睡。

有些孩子睡觉的时候容易抽动，父母也要寻找原因。尤其是冬天的时候，可能是由于日照时间不足，导致孩子缺乏维生素 D，出现缺钙，同时引起神经的兴奋性增加，稍微一受刺激，孩子可能就会有抽动的情况。

做噩梦，也是孩子睡眠的杀手之一。如果孩子经常做噩梦，半夜惊醒，我们要想办法帮助他赶跑噩梦。

对于 3~7 岁的孩子来说，他们的脑袋里可能会经常出现一些幻想出来的画面，这跟他们平时接触到的信息有关。比如，前段时间，有对父母带着孩子到我的门诊，说孩子天天做噩梦，根本没办法好好睡觉。我就和儿童心理专家一起来帮他们分析，到底是什么原因导致的。

通过询问，我们发现孩子在电视上看到了一个可怕的情景，夜里这个情景就一直回旋在他的脑海里。

这个时候，我们要做的就是帮助孩子赶跑这个情景。

第一步：要鼓励孩子描述一下他的梦境。一开始，他可能因为害怕而不敢说，所以我们要慢慢地鼓励他，引导他把这个梦境说出来。父母可以告诉他："你在梦里遇到了什么样的坏蛋？不要担心，我们来帮着你赶走这些坏蛋。"

第二步：要击碎这个虚幻的梦境给孩子带来的伤害。在这个过程中，要给孩子适度的心理支持和引导，帮助孩子更好地平复情绪。告诉孩子，有爸爸妈妈在他身边，梦里的坏蛋不会伤害到他，让他体会到一种家庭的安全感。这样，就能慢慢地克服这些经常干扰他的噩梦。

当然，有的梦孩子能记得，有的记不得，我们只要引导他大致地描绘出来就够了。这样，才能了解孩子到底是哪些方面出了问题，进而有针对性地进行心理辅导，帮助他们克服问题。

如何清除睡眠障碍

给大家介绍提高孩子睡眠质量的两个方法：第一，清除睡眠障碍；第二，要创造适合睡眠的氛围。

如何挑选床垫

要兼顾弹性和支撑性，选择支撑性比较好的床垫，比如弹簧床、乳胶床、记忆泡沫床等。

最好避开席梦思，因为弹性过大的床垫会导致身体下陷，被动弯曲，不利于身体的伸展。

清除睡眠障碍——床垫

太软的后果	①身体下陷 ②被动弯曲 ③不利于身体伸展 ④阻碍长高
如何挑选	席梦思（×） 弹簧床、乳胶床、记忆泡沫床（√）

如何挑选枕头

枕头不好会影响到头颈的发育，影响到大脑的休息，阻碍生长。

枕头不能太高，如果太高，短期会阻塞气道和呼吸，长期可能会导致孩子的形体或者姿势出现问题，最典型的就是驼背。当然，也不能太低，太低会造成支撑不够，小朋友会比较紧张，对睡眠也不好。一般来说，3~6厘米的高度是比较合适的，跟小朋友这个时期的发育高度相适宜。

另外，枕头的宽度最好跟孩子头的长度差不多，枕头的长度则要稍微大于孩子肩膀的宽度。材质一般建议用不太容易发霉的，比如鸭绒、丝绵等。

清除睡眠障碍——枕头

负面影响	影响头/颈发育 影响大脑休息，阻碍生长
如何挑选	①高度：3~6厘米 ②宽度与头长相同，长度大于两肩宽度 ③材质：鸭绒、丝绵（不易发霉）

创造睡眠氛围

创造适合睡眠的氛围，要避免消化刺激、光刺激以及精神刺激。

避免消化刺激

避免消化刺激，晚上吃太饱容易出现腹胀，睡觉时会挤压胸腹腔，就会导致睡眠呼吸不畅。

也有研究发现，吃得太饱后，夜里会出现食管反流。

睡前1小时，原则上不要喝甜的饮料和吃糖果。有的小朋友喜欢偷偷地在睡前再吃个糖果，这会影响到牙齿的健康。更重要的是血糖会升高。根据大量研究，我们发现血糖升高以后，会影响到生长激素的分泌，从而影响到整体的生长发育。另外，晚饭吃太多，会分泌更多的胰岛素，打乱整个生长激素分泌的规律。

喝含糖的饮料以后，也很容易出现夜里尿床，或者频繁地起床去上厕所，影响睡眠质量。

如何避免光刺激

小朋友夜里会怕黑，尤其是小女生，听完故事以后，就特别怕黑，熄灯了就不敢睡觉。有的父母为了让孩子安然入睡，会整宿地开灯睡觉。而开灯睡觉是一种很不好的习惯，它会引起孩子的激素分泌异常，甚至引发性早熟的问题。

所以，孩子睡觉前，尽量避免一切光刺激。睡前 1~2 小时，要关电视，让小朋友的大脑平静下来。因为小朋友脑神经发育还不是很成熟，他在睡前看电视，电视里的情节会印在大脑中，睡着之后就会像放电影一样，在梦中放出来。夜梦太多，会导致他比较紧张，容易出现夜里说梦话、哭叫的情况。

现在的研究发现，如果小朋友每天看电视超过 8 小时，那么在夜里出现抽动的情况会增加，甚至癫痫发作的概率也会比少看电视的孩子高好几倍。

孩子怕黑，不敢睡觉怎么办呢？为了安抚孩子，我们可以使用小夜灯，孩子睡着了以后，父母一定要把小夜灯关掉。如果不关灯，一方面，会影响到褪黑素的分泌，而褪黑素是能帮助我们改善睡眠的；另一方面，开着灯会影响到孩子的性发育，即便是小夜灯，也可能会导致孩子性早熟。

光刺激是我在门诊发现的父母遇到的很大的困扰，不能小视。

比如有的孩子总是长不高，父母很着急，来到门诊询问我。父母觉得自己的个子比较高，而且孩子平时吃东西也很注意，但不知道为什么，孩子的长个儿速度就是很慢。

排除了其他原因之后，我发现，孩子从出生到现在，都是开着灯睡觉的。这样，原因就很明显了，由于光刺激，孩子一直睡不好，而睡不好肯定会影响长高。

避免光刺激

正确做法	①睡前1～2小时关电视 ②睡前使用小夜灯
不关灯后果	①褪黑素分泌异常 ②导致性发育紊乱

如何避免精神刺激

精神刺激包括睡觉前进行激烈的运动，玩得太疯，让精神太兴奋，睡觉前批评孩子。

有的父母要求太高，动不动就批评孩子，最后，孩子夜里经常睡着睡着就哭起来了，可能还会导致他做噩梦，留下心理阴影。

另外，洗澡的时间不宜太晚，因为洗澡后体温会比较高，如果立刻睡觉，可能会睡不踏实，影响到整体的睡眠质量。

总之，父母要尽量给孩子提供一个安静、舒适、无刺激的睡眠环境。孩子睡得好，才能抓住一天当中的生长黄金期。

避免精神刺激

正确做法	①不宜进行激烈的运动 ②睡前不宜批评孩子 ③睡前不要洗澡
洗澡后立刻睡觉的影响	洗澡后体温过高，抑制褪黑素分泌

长高笔记

要帮助孩子保证睡眠的质量。比如，床垫避免太软，用乳胶等材质最佳；枕头选择 3~6 厘米高、不易发霉的。

消除睡觉前的一些不良因素，比如睡觉前要避免吃太饱、光线不要过亮等。

无论心情多么不好，孩子多么顽皮，都尽量不要在睡前批评孩子，否则孩子可能整晚都没办法进入深睡眠状态。

亲子时间

如果孩子近期总爱做噩梦，父母要从精神层面引导孩子走出来，可以跟他谈谈心，让他说出自己恐惧的情景。一定要让孩子感受到父母一直在陪伴他，给他一种安全感，让他克服恐惧，走出不好的梦境。

走出饮食误区：吃对了，才能健康地长高

孩子的体形，是父母操心的一大难题。我经常碰到很多父母抱怨，说小朋友就像一个仙风道骨的"大仙"，基本上不吃饭，只偶尔吃点儿自己喜欢的零食，又瘦又小，在班里是最矮的。

还有一种情况刚好相反：孩子胖乎乎、圆滚滚的，只长肉，不长个儿。

我门诊来过一个小朋友，门开着，他几乎是"滚"进来的，胖得胳膊和腿上都是褶子，脸蛋儿也胖乎乎的，眼睛都胖得挤在一起，眯得看不见了，根本走不动路。

碰到这种孩子，我一下子就能猜出来他平时的饮食结构是怎样的。果

然，通过询问，我得知他平时吃东西离不开高糖类食品，尤其是可乐。孩子每天都喝雪碧、可乐、果汁类的甜饮料，怎么可能不胖呢？

为什么我一下子就能看出来小朋友的饮食结构？因为这种情况我在临床上碰到得太多了。要么瘦瘦小小的，要么圆乎乎的，小小年纪就气喘吁吁。

这两个极端，都是因为孩子吃得不对。所以，了解孩子的饮食结构，帮助孩子养成良好的饮食习惯，是每个父母的必修课。

但是很多父母都会陷入一些误区，比如，父母觉得孩子长不好，肯定是缺了点儿什么，就乱补。有给孩子吃人参、冬虫夏草的，有给孩子吃保健品的，结果越吃孩子身体越差。

还有一种情况是，父母认为什么东西好，那就多给孩子吃什么。比如觉得吃水果好，就不停地让孩子吃水果，结果导致孩子血糖增高。

我们饮食结构的基本原则，其实就是两个标准：

一是食物多样化，不同的食物要有机地结合；

二是均衡安排，不是好的东西吃得越多就越好。

那么，3~7 岁的孩子，到底应该怎么吃呢？我们可以先把食物分类，然后规定每一类食物的摄取量。

比如蔬菜，应该是每天都要吃的，4 岁时每天要吃 250~300 克，可以分成 2.5~3 份来吃。7 岁的时候每天要吃 300 克，可以分成 3 份来吃。

水果也是一样的，4 岁的时候每天要吃 150 克，7 岁的时候每天要吃 150~200 克，尽量要分成 1.5 份或者 2 份吃下去。如果一次性吃下去，肯定会影响到孩子的食欲，他就没办法正常进食了。

水产品，在 4 岁时，是每份 20~40 克，每周吃 3~5.5 份；7 岁时，是每份 40 克，每周吃 5.5 份。

最后，还要增加一些谷薯类的食物。

具体的摄入量，可以参考下面这个表格。

食物摄入量建议

	4岁+	7岁
蔬菜	250 ~ 300克/日, 2.5 ~ 3份/日	300克/日, 3份/日
水果	150克/日, 1.5份/日	150 ~ 200克/日, 1.5 ~ 2份/日
豆类	105克/周, 4份/周	105克/周, 4份/周
畜禽肉	25 ~ 40克/份, 3.5 ~ 5.5份/周	40克/份, 5.5份/周
水产类	20 ~ 40克/份, 3 ~ 5.5份/周	40克/份, 5.5份/周
谷薯类	40 ~ 45克/份, 3份/日	45 ~ 50克/份, 3份/日

蔬菜应该怎么吃

一定要鼓励孩子多吃蔬菜。蔬菜最好是选择当天的，在条件允许的情况下，尽量多样化，每天至少五种。

小朋友在这个时期喜欢颜色鲜艳一些的蔬菜，比如：深绿色的菠菜、油菜、芹菜叶、空心菜；橘红色的西红柿、胡萝卜、南瓜、红辣椒；紫红色的红苋菜、紫甘蓝等。

深绿色的蔬菜富含维生素 C 和叶酸；橘红色的蔬菜则含有 β - 胡萝卜素，对于孩子的视力是有帮助的；紫红色的蔬菜里含有大量的花青素，对于保护孩子的心脑血管有明显的帮助。

通过选择颜色鲜艳的多样化蔬菜，让孩子更喜欢吃，确保营养能够充分摄入，促使他们更好地成长。

烹饪方式，建议以煮、蒸、清炒为佳。因为在这样的情况下，蔬菜的营养保留得比较完整。

挑选蔬菜建议

	深绿色蔬菜	橘红色蔬菜	紫红色蔬菜
举例	菠菜 / 油菜 / 芹菜叶 / 空心菜	西红柿 / 胡萝卜 / 南瓜 / 红辣椒	红苋菜 / 紫甘蓝
营养	维生素 C、叶酸	β - 胡萝卜素	花青素
作用	辅助补充钙、铁	保护眼睛，改善夜盲症	保护心脑血管健康
挑选原则	①新鲜：当天蔬菜当天买 ②多样：每天至少五种		

水果应该怎么吃

有的父母说孩子不爱吃水果，或者只吃一样自己喜欢的水果，那么我建议让孩子跟父母一起做各种各样的花式水果，比如做成花花绿绿的、心形的，或者拼成小动物拼盘。

孩子参与度越高，就越容易吃这些东西。我在女儿兔兔身上试验过，她会因为食物是自己做的，而更喜欢吃。

橙色水果，如杧果、橙子、柑橘等，富含胡萝卜素，可以保护视网膜，缓解眼睛疲劳。

绿色水果，如青苹果、猕猴桃、绿葡萄，富含维生素 C，主要促进骨骼的发育。如果缺乏维生素 C，容易出现牙龈炎、牙龈出血。如果牙齿不好，他的咀嚼和消化都会受到影响，最终影响孩子长个儿。

红色的水果，如草莓、圣女果、红柚、红提，富含番茄红素，作用是增强机体的免疫力。3 ~ 5 岁的孩子上了幼儿园，会经常发热、感冒、咳嗽。这个时期，小朋友免疫力正在完善，容易感染也是能理解的。建议大家挑一些红色或紫色的水果。

紫色水果，比如葡萄、山竹、桑葚、蓝莓等，富含大量的花青素，可以抑制体内的炎症，预防过敏。

每一类食物都有它特殊的作用，最好是换着花样吃。

在门诊，我遇到很多父母得意地说，孩子现在吃水果吃得特别好，因为家里天天榨果汁。

而事实上，喝鲜榨果汁并不等于直接吃水果，这两者之间还是有一些差别的。鲜榨果汁一般会存在大量的营养损耗，因为果汁渣里含有大量的纤维素、钙、镁等微量元素，这些很可能会被浪费。

另外，小朋友在这个时期需要不断地咀嚼，咀嚼对孩子牙齿的生长是有帮助的。孩子吃得太精细，缺乏咀嚼，牙齿就发育不好。

很多孩子到换牙的时期，牙齿一直掉不下来，还需要口腔科医生来辅助，就是因为缺乏咀嚼。缺乏咀嚼，可能导致整个颌面的发育都会受到影响。

所以，我们鼓励小朋友自己吃水果，这对他的整体成长是有利的。

还有一点需要提醒大家，如果你有自己榨果汁的经验，可能会发现果汁不出几分钟就开始分层了。很多人都会觉得，商店里卖的果汁更加丝滑、细腻，口感更好，为什么呢？因为它可能被添加了一些塑化剂，还加入了大量的糖，所以我不建议孩子喝太多的这种果汁。

挑选水果建议

	橙色水果	绿色水果	红色水果	紫色水果
举例	杧果 / 橙子 / 柑橘	青苹果 / 猕猴桃 / 绿葡萄	草莓 / 圣女果 / 红柚 / 红提	葡萄 / 山竹 / 桑葚 / 蓝莓
营养	胡萝卜素	维生素 C	番茄红素	花青素
作用	保护视网膜 缓解眼睛疲劳	促进骨骼发育 保护牙龈	增强免疫力	抑制身体炎症 预防过敏

豆类应该怎么吃

坊间流传着关于吃豆制品会引发性早熟的各种谣言，而事实上，离开剂量谈影响，毫无科学依据。

豆类的确含有跟性激素比较接近的成分，叫植物异黄酮。植物异黄酮的确有可能引起性早熟，但是按照国家推荐的植物异黄酮的安全量，换算成豆浆，相当于一天 6 大杯。也就是说，我们每天喝超过 6 大杯的豆浆，才有引起性早熟的可能。

很显然，喝 6 大杯豆浆不符合我们的饮食习惯和常识，一个人一天能喝一杯就已经很不错了。

所以，没必要对豆浆有什么偏见，相反，豆浆中的植物异黄酮其实是有利于防止骨质疏松的，孩子适当摄取，也有助于他们的骨骼发育。

当然，摄入豆类时最好轮换食用，黄豆、黑豆、红豆、绿豆等都可以适当添加。也可以食用豆芽，豆芽富含维生素 C，是一种营养很丰富的食物。

肉类应该怎么吃

肉、禽、鱼类食物，是优质蛋白质的主要来源。

一般来说，可以优先选择鱼、禽类，少吃一些红肉。当然，主要还是多样化地摄入。

在烹饪方式上，清蒸鱼类能够减少营养的流失。成人化的食谱通常会对肉类进行煎、烤、炸，这对身体的健康是不利的。

小朋友在成长的过程中，容易出现缺铁性贫血，我们建议适当地食用深红色的动物内脏。内脏除了含铁比较丰富，还含有丰富的 B 族维生素和其他微量元素。

动物内脏中，肝脏、肾脏、心脏、脾脏的铁元素含量很高，B 族维生素的含量也很高。尤其是缺铁性贫血的孩子，建议可以用动物内脏适度地代替肉类，每月 1~2 次，每次建议不超过 20 克。优选动物的肝脏、心脏，禽类的鸭胗和鸡胗等。

深红色动物内脏的营养价值

举例	肝脏、肾脏、心脏和脾脏
营养	铁元素、B 族维生素
作用	补铁、蛋白质
用量	1. 1~2 次 / 月，代替肉类 2. 每次不超过 20 克 3. 优选动物肝脏、心脏和禽类胗

这一类食物的烹调方式也是建议多蒸煮、少烤炸。尤其是烤串之类的，建议大家要适度控制。

少吃烟熏、腌制的肉制品。烟熏的红肉是国际公认的强致癌物，要避免孩子从小养成对这类食物的特殊爱好。

现在比较时尚的是吃生鱼片，但我不建议小孩吃，因为生鱼片处理不好可能带有寄生虫，这对孩子还是有潜在隐患的。

主食应该怎么吃

谷薯类的食物对于中国人来说，是一个常见的食物类型，也是我们主要的能量来源之一。在大部分人的饮食结构中，主食含量都是居于第一位的。

吃主食的原则还是保持食物的多样化，以谷物为主。很多家庭喜欢吃面，恨不得顿顿都是面食，这也是不合适的。尤其是对于比较胖的孩子来说，精米、精面这类食物不宜摄入过多。不妨在米饭中加入一些粗粮，粗细结合，才能帮助全家人补充膳食纤维。

调味品的选择

调味时，可以适当地选用番茄酱、柠檬汁等，做好了就吃，不要隔夜。因为隔夜菜会含有大量的亚硝酸盐，而亚硝酸盐是一种致癌物质，不利于小朋友的健康。此外，腌菜、酱菜等，口味比较重，容易下饭，但它们的亚硝酸盐含量过量，尽量避免食用。

我想进一步强调调味品的选择，因为在接诊时发现，几乎所有生长发育不好的小朋友都有同样的问题——饮食成人化，多油、多盐、多糖。

俗话说，三岁看老。在饮食上也是如此。小的时候，孩子喜欢多油、多盐、多糖的食物，成年以后，他也会更喜欢这样的口味。对于这样的孩子来说，一旦习惯了这样的口味以后，成年之后得代谢性疾病的风险就增加了，比如肥胖、高血压、糖尿病、高脂血症、脂肪肝等。我们之所以要强调帮助孩子调整健康的饮食结构，不仅是让他现在能健康地成长，而且是为他的一生奠定良好的饮食基础。

每天推荐的调味品的摄入量，也有一个相应的标准。

4~6岁的孩子，每天的食盐摄入量少于3克，食用油摄入量少于20克，糖摄入量少于20克。7~10岁的孩子，每天的食盐摄入量少于4克，食用油摄入量少于20克，糖摄入量少于25克。

每天推荐调味品摄入量

4～6岁	7～10岁
食盐＜3克	食盐＜4克
食用油＜20克	食用油＜20克
糖＜20克	糖＜25克

大家可以看到，总体上这个量还是比较少的。尤其是对于食用油的摄入，有的家庭高达 50～60 克，这样小朋友发胖就难免了。

所以，建议大家平时用一个小勺子量一下，20 克大概是多少勺，心里就有数了，不至于在炒菜的时候一下子倒入过量的食用油。

最后，我给大家推荐幼儿园一周的早、中、晚餐食谱。

一周食谱举例

	星期一	星期二	星期三	星期四	星期五
早餐	星空饼 平菇炒鸡蛋 紫米糯米粥 香蕉	菜心炒香干 香菇鸡肉粥 香梨	豆沙扭酥 日式土豆泥 牛奶燕麦片 苹果	小猪糖包 莴笋炒鸡蛋 地瓜玉米粥 哈密瓜	四喜烧卖 爽口蛋羹 青菜疙瘩汤 香蕉
加餐	酸奶	五谷豆浆	鲜牛奶	花生豆浆	酸奶
午餐	赤豆糯米饭 菠萝咕噜肉 清炒合菜 蔬菜豆腐养生汤	营养水果米饭 清蒸鲷鱼 五彩斑斓 萝卜丝棒骨汤	南瓜米饭 素烧三鲜 西芹百合木耳 番茄蛋花汤	星星米饭 蒜蓉西蓝花 红烧鸡翅 山药红枣瘦肉粥	红枣软米饭 山药酱香鸭块 番茄甘蓝菜 时蔬海带汤
午点	火龙果 苹果	开心果 黄金瓜 银耳百合水	香蕉 橙子	腰果 萝卜煮梨水 苹果	柚子 伊丽莎白瓜
晚餐	多彩迷你馒头 宫保鸡丁 番茄瓜片 荷叶粥	牛肉包 蚝油生菜 蒸山药 红枣板栗小粥	杂粮馒头 金玉满堂 糖醋萝卜 银耳枸杞粥	千层饼 芙蓉肉片 时蔬小炒 糙米绿豆粥	多彩茄丁卤面 蒸南瓜 素炒藕片 玉米渣粥

从这张表中，可以看到食物的形式多样化，荤素有机搭配，蔬菜、水果量也比较合适。而且，花样较多，能够充分地照顾到这个年龄孩子的心理特征。如果有条件的话，父母在家里也可以参考这个食谱来做饭。

长高笔记

3~7岁的孩子，正处于长得比较快、营养需求比较旺盛的时期，此时是孩子养成健康饮食习惯的奠基时期，要采用粗细均衡、荤素搭配、多样化的饮食结构。

还要关注孩子的食量和频率。这个时期的小朋友，自己还没办法主动地控制食量，很可能喜欢某样食物就拼命吃，然后引发积食，以后再也不敢吃这个东西了，所以父母要适当地帮助控制，让他们养成一个饮食规律、食量平衡、频次均匀、少食多餐的好习惯。

亲子时间

父母按照以下这个食谱给孩子做一天的饭。

3~7岁儿童一日三餐举例

早餐	燕麦粥1碗（燕麦10克，大米10克，核桃2~5克）、白煮蛋1个、蔬菜小菜和奶酪凉拌10克
加餐	香蕉（100~150克）、牛奶（200~250毫升）
午餐	米饭（大米25克）、小米粥（小米15克）、红烧鸡肉（鸡肉25克，蘑菇少许）、清炒西蓝花（西蓝花100克）、醋熘土豆丝（土豆50克）
午点	酸奶200~250毫升
晚餐	米饭（大米40~45克）、蒸南瓜（80~100克）、清蒸鲈鱼（鲈鱼20~25克）、油菜汤（油菜60~100克）、红烧豆腐（豆腐100克，肉末20~30克）

建议让孩子参与其中，让他体会到做一顿饭的乐趣，也能感受到食物的来之不易。孩子衣来伸手、饭来张口，对培养他的饮食习惯并没有好处。

在门诊，我碰到很多焦虑的父母，担心自己的孩子将来会矮，所以想尽办法寻找灵丹妙药。其实，就是这些我们天天都能接触到的普通食材，经过合理搭配之后，能胜过任何灵丹妙药。

解决三大难题：挑食偏食、暴饮暴食、爱吃零食

关于饮食对孩子身高的影响，我们做了 600 余例门诊病例的调查，其中有超过 60% 的矮小儿童都存在着饮食问题。

这些饮食问题里最典型的就是挑食偏食、暴饮暴食，以及爱吃零食。

孩子暴饮暴食怎么办

暴饮暴食是孩子的饮食问题里最常见的，主要表现是喜欢的就拼命吃，不喜欢的一点儿都不沾。有的孩子狼吞虎咽，进食的速度特别快，最终会影响身体健康。

第一个负面影响是身体系统功能会出现紊乱，比如一下子吃太多，胃肠的负担太重，时间久了以后，胃肠功能就会紊乱。

第二个负面影响是摄入热量过多，导致孩子肥胖。

这个年龄的孩子，需要给他定好规矩，进行正面引导。小朋友是不知道节制的，如果你不加管控，时间久了会造成孩子营养失衡，整体的健康就会受到影响。

要了解孩子正常的饭量，每餐要定量，按照计划来。比如，如果孩子只吃爱吃的东西，我们就把他爱吃的食物分散到每一餐中去，引导孩子合理饮食。

有一次，我女儿兔兔上完舞蹈课，回到家已经晚上 6 点了，特别饿，就拼命地吃，结果积食了，第二天早上起来很不舒服，到户外一活动就吐了。像这种情况，在小朋友身上其实很常见。所以，不管孩子有多饿，父母都要及时地控制他的摄入量。即使肚子再饿，也只能吃个八分饱。时间久了以后，小朋友自然就能养成好习惯。

让孩子戒掉暴饮暴食，最简单的方法就是少食多餐。小朋友遇到喜欢吃的食物，可能就完全控制不住了，那么我们就不让他吃太多，要匀开，一天要多餐。另外，在就餐时间一定要让孩子及时吃饭，不然到下一顿饭时，孩子因为饿极了就会暴饮暴食。

孩子挑食、偏食怎么办

在挑食、偏食上，孩子常常会挑战你的想象力。

有的孩子不吃菜，只吃肉，父母称之为"肉食动物"；有的不吃肉，只吃菜，是素食者；还有的孩子只盯着自己爱吃的某样东西使劲儿吃。

直接的后果就是摄入热量不足、营养成分失衡，导致生长发育受到严重影响。比如我见过很多胖得跟球似的孩子，也见过瘦成竹竿的孩子。

肥胖并不仅仅是营养过剩，也是一种隐性的营养失衡，就是对某些东西过度摄入了，但是对另一些东西摄入不足。

当然，我没有孩子之前说得也很理论化，自从有了兔兔，我才深刻地体会到，只停留在理论上是不够的，让孩子好好吃饭，是一件非常考验智慧的事。

所以，我也给大家分享一些引导孩子好好吃饭的方法。这些方法，都是我在带兔兔的过程中总结出来的，可以称得上是理论和实践的结合。

孩子挑食、偏食该怎么吃

孩子为什么不爱吃蔬菜？有可能是因为小孩子咀嚼功能还不发达，不爱咀嚼，自然就咽不下去，容易卡在喉咙口。在这种情况下，我们可以把蔬菜和肉切碎了，变成大小合适、容易下咽的食物。

可以把蔬菜和面糊一起和成菜丸子，蒸熟之后就香喷喷的了。

也可以把蔬菜打成蔬菜汁，混入面食中，做出绿莹莹的包子。

还可以用卡通、可爱的盘子来装盛蔬菜，引导孩子吃。

同样地，小孩不爱吃肉，也可以想办法把它剁成肉末，变成丸子、肉粥，让孩子吃。通过缩小体积，剁成肉末，让原来的形状消失了，让孩子看不到，无形中就吃下去了。

其实就是通过多样化的形式，让孩子把这些菜和肉吃进去，达到食物均衡，这其实也是特别考验智慧的时候。

我见过的最极端的例子是一个小男孩，他特别不爱吃肉，一闻到肉味就想吐。父母一开始就任由他去。由于长时间不吃肉，导致蛋白质、微量元素不足，他长得瘦瘦小小的，父母就开始着急了。

来到我的门诊之后，我建议父母不要直接让孩子吃肉，可以换一些花样，让孩子慢慢地接受。

父母回去之后就开始进行各种尝试，比如通过做汤，用各种调味品把肉的腥味掩盖掉，孩子才勉强吃一点儿。也试着把肉做成肉泥，孩子也比较容易下咽。有时候，也会试着做一盘和蔬菜混合的丸子，孩子也能吃一些。几个月的时间，他慢慢适应了肉的味道，也就开始愿意吃肉了。

从这个例子，我们也可以看出，引导孩子饮食多样化，需要父母有足够的耐心，以及足够的智慧。

孩子喜欢吃垃圾食品怎么办

垃圾食品的种类很多。

速食类：方便面、罐头。

脂肪类：最典型的是奶油蛋糕、冰激凌。含有大量的反式脂肪酸。

油炸类：汉堡、薯条、炸鸡等。

某些土特产：腌肉、熏肉、火腿等。油和盐的含量都很高，制作方法也不健康。

这些所谓的垃圾食品，大都是批量生产的，做法多为煎炸烤，因为容易保存，导致食物营养流失大；而且垃圾食品大都高油、高盐，热量比较高，味道又很香，不仅仅是小朋友，连大人有时候都抵挡不住诱惑。

爸爸妈妈、爷爷奶奶喜欢把垃圾食品当作奖励，孩子表现好，就奖励他吃薯片、饼干、炸鸡等，这就在无形中让孩子养成了一种特殊的饮食偏好。在孩子的心中，垃圾食品是一种"正面奖励"，他自然对垃圾食品更加向往。可想而知，时间一长的后果就是肥胖、营养失衡、抵抗力下降，甚至性早熟。

这些速食品里的营养成分是不均衡的，其中的微量元素、维生素、蛋白质都是非常缺乏的，父母千万不要拿这种食品来奖励孩子。

在饮食上，父母必须以身作则。大家不妨想想，父母整天胡吃海塞、抽烟、酗酒，怎么可能指望孩子养成健康的饮食习惯呢？

很多父母带着胖孩子跟我说："潘大夫，你看我们家的胖是遗传性的，我也胖，他也胖。"其实这就是典型的把结果当成了原因。大家一定要记住了，你也胖，孩子也胖，其实很可能并不是因为遗传，极大可能是因为你们在一个锅里吃饭，你们的饮食习惯趋同。爸爸爱吃重口味的食物，孩子口味自然也重；爸爸爱吃油炸的东西，孩子也爱吃油炸的东西。时间长了，一家人都胖了。

孩子离不开零食，怎样引导他正确地吃

小朋友通常离不开零食，嘴馋的时候就是忍不住要吃，怎么办呢？

其实，只要吃得适度，也不必把零食当作洪水猛兽。孩子在正餐上维持少食多餐，中间可以适度地吃点儿零食。

当然，对于零食，父母要会挑选，而且要严控时间，掌握好量。零食就是两顿饭之间稍微的一个补充，千万别当作正餐。

孩子吃零食，可以参考以下这些原则：

1.零食跟正餐最好间隔 1.5 ~ 2 小时，原则上睡觉前 30 分钟不准吃零食。对胖人来讲，晚上 8 点以后就不要再吃任何东西了。

2.零食的选择一定要是天然的、新鲜的、易消化的，拒绝高油、高糖、腌制食品。

3.尽量避免吃果脯、果干、水果罐头，可以吃新鲜的水果、蔬菜，还可以吃馒头、面包，但量不宜过大。

4.尽量少吃膨化食品，比如爆米花、薯片、虾条，还有油炸食品，比如油条、麻花等。

5.可以吃一些鲜鱼制品，尽量不要吃咸鱼。

6.少吃红肉制品，比如香肠、腊肉等腌制品。

7.可以吃煮鸡蛋、鸡蛋羹。鸡蛋是经过我们上千年的自然选择的食物，营养结构跟人类需要非常相配，在某种意义上来说，鸡蛋的营养价值比海参都要高。

8.豆制品要适度、适量，包括豆腐干、豆浆。

9.烧烤类食物要少吃。

10.坚果可以进行磨碎食用。对于 3～7 岁的孩子来说，尤其要小心坚果，容易呛进呼吸道，导致窒息死亡。小袋装的坚果，小朋友往往把喜欢的挑了吃，余下来的都不吃，所以可以磨碎了给他们吃。

11.高盐、糖浸的坚果，也算是垃圾食品。

挑选零食建议

可吃	避免
新鲜水果、蔬菜	果脯 / 果汁 / 果干 / 水果罐头
馒头 / 面包	膨化食品（爆米花 / 薯片 / 虾条等） 油炸食品（油条 / 麻花等）
鲜鱼制品	咸鱼 / 香肠 / 腊肉等腌制品
鸡蛋（煮鸡蛋 / 鸡蛋羹）	
豆制品（豆腐干 / 豆浆）	烧烤类食品
坚果类（磨碎食用）	高盐坚果、糖浸坚果

挑选原则：
①选择天然、新鲜、易消化的食品
②拒绝高油、高糖、腌制食品

孩子可以吃保健品吗

孩子不能乱吃保健品，从中医理论来讲，小朋友食不受补，身体很难适应。

另外，最大的问题是，孩子吃了保健品，可能会导致性早熟、骨骺提前闭合，那就再也没有生长空间了。在门诊经常会碰到一些父母把成人的保健品给孩子瞎吃，这个是绝对不可取的。

　　大家都知道，小朋友长个儿需要补钙，所以很多父母给小朋友大量补钙。还有的小朋友拿牛奶当水喝，我见过有的小朋友没喝过水，只喝牛奶。这种过度地补钙也是不科学的，当补钙的剂量超过人体所需时，不但不会增加钙质，还会造成身体损耗。钙的摄入过量，会给身体造成不必要的负担。所以，即使是补充人体所需的微量元素，也要注意适度。

　　除此之外，最让我们担心的是，大多数保健品的安全性未必得到了充分的证实。就连比金子还贵的冬虫夏草，都已经被全面清出了保健品的行列。其他的，像人参、蜂王浆等，吃多了对孩子也是有百害而无一利。

　　更严重的是，小朋友吃了各种成分不明的保健品、补品，可能会对肾脏造成一定的伤害。有些中药成分，本身就对肾脏会有影响。我就碰到过，爷爷奶奶在吃蜂王浆，然后给小朋友吃，吃着吃着，小朋友就开始性早熟。

　　我的一位患儿的家长就是一个很典型的反面案例。她的父母个子都还不错，母亲身高超过160厘米，父亲身高超过170厘米。但是她本人的身高只有153厘米，远远低于她应该能达到的遗传身高。

　　为什么会这样呢？她回忆起小时候，家庭条件比较好，爷爷奶奶经常给她吃各种补品，比如人参、蜂王浆，以及其他的滋补中药。结果导致她性早熟，从小学五年级开始，就没再长过个儿。

　　所以，不是所有的东西都能随便给孩子吃。如果给孩子吃过补品、保健品，那么我建议密切地关注孩子是否出现了性早熟的症状。

　　女孩性早熟的早期表现主要是乳房增大，出现疼痛。

　　男孩一般最早会出现睾丸增大。那么睾丸增大必然会带来阴囊的颜色先是变红，然后慢慢变黑，还有可能出现阴茎勃起。睾丸的大小如果超过4毫升，一般也就意味着孩子已经进入了性发育时期。等到小孩的阴毛出来了，喉结出来了，变声了，一般就比较晚了。

　　性早熟还有一个很重要的表现，是生长速度会加快。一般来说，在3～7

岁，孩子的生长速度应该是每年 5~6 厘米，也就是半年长 2.5~3 厘米，但是如果你发现孩子忽然长得很快，一年长高超过了 6 厘米，甚至到了 8 厘米、10 厘米，那也要适当地提高警惕，最好是回忆一下，孩子这几年的饮食习惯如何，有没有摄入什么不应该吃的东西。

如果孩子已经出现了性早熟的话，建议到医院就诊，查明原因。如果孩子目前的状况还好，那么只要好好地吃饭，不吃补品，定期到医院的儿保部门进行复查，维持健康的生活习惯就可以了。

即使孩子食用过某些有害的物质，比如喝了添加塑化剂的果汁，也不要过于紧张，只要多加留意，及早发现性发育偏早，及时进行干预，就不会造成严重的后果。

长高笔记

把孩子爱吃的食物分散到每一餐中均衡地吃，而不是一顿吃个痛快。

分析孩子挑食、偏食的原因，从生理上、心理上，想各种各样的妙招，解决孩子挑食、偏食的问题。

很多父母来门诊问我："潘大夫，你能告诉我让孩子长高的秘方吗？"想要拥有理想的身高，并没有什么奇特的秘方，只需要把握好饮食、运动、睡眠这些基本要素，就能有一个理想的成年身高。

亲子时间

如果孩子不喜欢吃某样食物，可以试着重新处理食材，挑选一个好看的卡通容器。尝试着做孩子不爱吃的菜，换着花样让孩子愿意吃下去。

孩子不爱喝水，如何有效地引导

喝水能促进孩子体内的新陈代谢，调整味觉、感官，排出身体里有毒的物质，还能促进消化。对于孩子来讲，喝水是健康生长的关键要素。不喝水会给孩子的身体造成很多负面的影响，比如便秘、积食、吃饭没胃口等。所以，家长不仅要关注孩子吃饭的问题，还必须重视培养孩子喝水的习惯。

小朋友不爱喝水，是一个很常见的现象，我女儿兔兔也一样。我送她上学时通常会给她带 500 毫升的水，等去接她放学的时候，常常会发现这些水一点儿都没动。接下来，兔兔的胃口就会差一些。

另外，我在门诊发现很多孩子不好好吃饭，很重要的原因是便秘，有的孩子一周大便只有 1 ~ 2 次，肚子胀鼓鼓的，自然会影响食欲。

这个年龄段的小朋友，水的总摄入量（饮水和膳食中汤水、牛奶等总和）应该是在 1300 ~ 1600 毫升，饮水时以白开水为主。我在门诊发现，有的小朋友基本上不喝白开水，而是喝各种可乐、雪碧、果汁等甜的饮料，这也是不合适的。

最好喝白开水，要少量多次，可以每半天喝水 2 ~ 3 次。另外，注意进餐前不要大量喝水，这会稀释胃液，产生饱腹感，继而影响孩子的进食和消化。

那么，怎样判断孩子喝水的量够不够呢？喝水充分不充分，最好的办法是判断小便次数和小便的量。

2 ~ 3 岁的孩子，一般每天的小便次数为 10 ~ 12 次，总量是 500 ~ 600 毫升。

4～5 岁的孩子，每天小便次数为 8～10 次。小朋友也可以少于这个次数，只要尿量够，说明他的喝水量和身体的代谢状况基本上是相符的。

如何判断孩子缺水呢？

第一，孩子不断地用舌头来舔嘴唇，表明他嘴干，尤其特别小的孩子，还不会说话，就只会用这种方法来表达。

第二，观察孩子的大小便。如果排尿次数明显减少，而且尿色明显偏深黄，大便干燥、硬结，也说明孩子喝水太少了。

水喝得少，消化液分泌不够，食欲就会减退，再严重一些，皮肤会发干、皱缩，那就到了脱水的程度。

判断孩子饮水是否充分的方法

	2～3 岁	4～5 岁
小便次数	10～12 次/天	8～10 次/天
总量	500～600 毫升	600 毫升

为什么孩子不爱喝水

我在门诊接诊过一个小女孩，个子非常矮，已经远远低于第 3 百分位。父母百思不得其解，孩子其他情况都挺好的，为什么不长个儿？我们后来了解到，这个孩子平时根本不太喝水，因为学校男女厕所配比不太合理。男孩上厕所很简单，跑进去很快就出来了，而女孩的话都得排队，有的时候课间 15 分钟，可能排到上课都没办法上厕所。有的小朋友急得尿裤子，还是等不到厕所。因为上厕所很麻烦，总是要排队，所以她干脆不喝水了。

有的孩子太小，习惯父母帮忙把尿；还有的孩子因为想尿尿，但担心老师不允许，不敢跟老师说，就会尿在裤子里，那么也就不敢喝水了。

所以，父母发现孩子不爱喝水，要先分析一下具体的外部原因，鼓励孩子对老师说："老师，我想上厕所。""老师，我想喝水。"让孩子勇敢地说出来，保证孩子养成爱喝水的习惯。

牛奶应该怎么喝

喝牛奶的好处有很多。

第一，喝牛奶是最快速、最简单的补钙健骨的方法，可以促进钙的吸收，而且牛奶中的钙也是膳食中优质钙的主要来源。

第二，牛奶的营养价值高，含有优质的蛋白质，而且能够补充各种各样对人体非常有益的微量元素。

第三，牛奶也是一种补水的方式。但要注意，不能完全用牛奶代替水，因为当补钙量超过一定上限以后，你喝得越多，钙的吸收率反而会越下降。一般我们要求适量地喝牛奶就够了。

4 岁左右，我们推荐的牛奶量是每天 300 ~ 350 毫升，可以分成 2 ~ 2.5 份来喝。

7 岁时，每天推荐的牛奶量是 300 毫升，一般可以分成 2 份来喝，建议早上喝一杯 200 ~ 250 毫升的牛奶，午饭或者课间加餐的时候，再喝一杯 50 ~ 100 毫升的酸奶。

酸奶最好是原味的，不要太甜，也不要喝有太多添加剂的酸奶。大家可以酌情来调整每天的牛奶量。有的孩子每天喝大量的牛奶，基本上就不喝水了，这其实也是有问题的，比如导致蛋白质的摄入量太多，营养结构失衡。

牛奶每天饮用量建议

4 岁+	7 岁+
300 ~ 350 毫升 / 日	300 毫升 / 日
2 ~ 2.5 份 / 日	2 份 / 日

挑选牛奶的时候，也有一些原则我们需要注意。

不要喝生牛奶。生牛奶是很不安全的，因为我们曾发现喝生牛奶导致结核的例子。一些母牛可能有乳腺炎，使用过抗生素，直接饮用生牛奶容易埋下健康隐患。另外，生牛奶里的细菌未处理，在室内保存易变质，很容易出现食物中毒的情况。

很多父母也会问我，巴氏消毒奶和常温奶，哪个营养价值更好？从原则上来讲，这两者的营养价值相当，没有太大的区别。

另外，市场上有各种加强奶、高钙奶，种类繁多，怎样挑选呢？一般来说，普通牛奶就够了，其实我认为配料越简单的牛奶越好。

孩子不能喝牛奶怎么办

在喝牛奶的问题上，有两种情况父母应该注意。

第一是蛋白质过敏的问题，第二是中国人常见的乳糖不耐受。

在临床上，我们越来越多地发现，有些孩子可能会对蛋白质过敏，喝了牛奶容易引起腹泻，有的还会出现局部的过敏反应，比如皮疹、皮肤发红等。那么，我们要怎样在补充营养的同时，又降低孩子过敏的风险呢？

对蛋白质过敏，就是免疫系统对蛋白质产生了过度的应激反应，它把人体摄入的蛋白质当成敌人，进行对抗了。在免疫系统对抗蛋白质的同时，机体就会产生各种综合性的反应。尤其是小朋友的身体比较敏感，消化系统也比较脆弱，就出现过敏了。

过敏的反应主要表现为皮肤发红、湿疹、腹泻。当孩子出现这些症状时，父母也不需要太紧张，再喝牛奶的时候，可以调整牛奶的饮用量，从少到多，让孩子的消化系统慢慢适应。等到长大以后，消化系统完善了，自然就可以耐受了。这其实就是通过脱敏的办法，让孩子慢慢耐受。

如果父母还是不放心，可以在营养科医生的指导下，改喝深度水解的蛋白奶粉。这种奶粉能减少过敏的现象。

此外，如果孩子皮肤发红、湿疹、腹泻的情况比较严重，建议到变态反应科、营养科进行专科的检查，制订综合的脱敏方法，或者用其他的营养物质替代，以免孩子出现营养不良。

乳糖不耐受怎么办

牛奶里含有大量的乳糖，必须在乳糖蛋白酶的辅助下消化，我们才能吸收，但是很多人的体内没有乳糖蛋白酶，这样乳糖就不能正常地被消化吸收，会在肠道里发酵，容易引起腹胀、腹泻。

乳糖不耐受主要表现为肠鸣、腹痛、排气，有的时候还会引起严重的腹泻。如果孩子乳糖不耐受，最简单的方法还是少食多餐，让其慢慢耐受。也可以改喝酸奶，有的孩子喝普通的牛奶会腹泻，但是喝酸奶就没问题。还可以吃奶酪，一般孩子的反应也不是很大。

一定注意不要空腹喝牛奶，尽量在饭后喝，量可以由少到多，逐渐增加，等机体慢慢耐受以后，再尝试进一步地加量。当然，在有条件的情况下，也可以干脆让孩子改喝无乳糖的牛奶。

长高笔记

喝水对我们的健康有着重要的影响。对 3 ~ 7 岁的孩子来说，每天的总需水量是 1300 ~ 1600 毫升，除从奶类和其他食物中摄入的水外，建议每天饮水 600 ~ 800 毫升，以白开水为主，原则是少量多次，上午和下午各 2 ~ 3 次。

4 ~ 7 岁的孩子，要适当地喝一些牛奶。4 岁以上，每天牛奶的饮用量为 300 ~ 350 毫升；7 岁时，每天牛奶的饮用量为 300 毫升左右。

在喝牛奶的过程中，如果孩子出现乳糖不耐受或者蛋白质过敏的情况，可以适当地减少饮用量，由少到多，一点点地增加，让孩子慢慢地耐受。

另外，可以改喝无乳糖的牛奶、酸奶，吃奶酪，来代替牛奶。

亲子时间

回去询问一下孩子有没有每天按时按量地喝水，每天的喝水量是多少。尤其要问问孩子，在学校是不是害怕上厕所，是不是懒得排队。我们要教会孩子说两句话，第一句话是："老师，我想喝水。"第二句话是："老师，我想上厕所。"

情绪管理：孩子心情好，长个儿会更轻松

据美国纽约州心理研究所儿童心理学家丹尼尔·派思的研究，长期生活在焦虑状态下的女孩，比情绪稳定的女孩的身高平均要矮 5.08 厘米，而且很难长到 157 厘米以上。

心理学家猜测，情绪可能抑制生长激素的正常分泌。不好的心理状态，会导致孩子的成长遭遇巨大的负面影响。那些情绪压抑、心情不好的孩子，生长发育的状况通常也更加糟糕。

这个研究只得出了"女孩的生长更容易受到心理因素影响"的结论，这

可能是因为女孩在心理方面比男孩更加敏感一些。

影响孩子身高的焦虑性因素，可分为三种。

第一种是"分离紧张感"，指一些孩子恐惧与父母分离，不愿去学校，不肯与父母分睡在不同的房间等。

第二种是"长期紧张焦虑症"，表现为性情胆怯，缺乏自信，害怕别的孩子不喜欢自己，担心自己做事不如别的孩子好。

第三种是"情感遮断"，也就是说，家庭环境压抑，父母感情不好，或者对孩子教育太过严厉等，都会给孩子造成过度的压力。

另外，孩子的思维和认知也会间接影响到生长发育。一般来说，原生家庭的相处模式，对孩子成年后的心理状态会有一定的影响，而心理因素对身高可能会产生直接或者间接的影响。

所以，为了让孩子好好地成长，父母应该尽量帮助孩子打造一个更加温馨、健康的家庭氛围。

孩子会复制父母的生活习惯

在生活习惯方面，父母要以身作则，成为孩子的榜样。在这个阶段的孩子，你苦口婆心地叮嘱他，他不一定会听，但是他会模仿，会依样画瓢，复制你的生活习惯。

如果父母爱熬夜，不好好睡觉，孩子会想："你们能熬夜，我就不行吗？"这会对孩子产生一些负面的引导作用。如果父母的饮食习惯不好，喜欢暴饮暴食，或者挑食偏食，那么指望孩子拥有健康饮食习惯的可能性几乎为零。

另外，我一直建议孩子积极地参加体育锻炼，这对孩子的骨骼发育有极大的好处。但是如果父母每天躺在沙发上玩手机、看电视，孩子怎么可能自觉地去锻炼呢？

所以，当孩子运动的时候，父母必须参与，通过游戏、互动，齐心协力来增强家庭成员的积极性，确保孩子养成一个热爱运动、终身运动的习惯。

总之，你的生活习惯，很可能会变成孩子的生活习惯。要想潜移默化地给孩子带来正面的影响，父母必须有一个好的精神面貌。

父母尽量地多示范，少说教，以身作则。按时吃饭，不浪费粮食，而且每天要运动至少半小时，积极地跟孩子一起参加户外锻炼。我前段时间看过一个国外新闻，一群孩子举行示威游行，呼吁妈妈放下手机，跟孩子一起玩。这个新闻其实就直接反映了孩子们的真实诉求——没有哪个孩子希望父母每天下班之后窝在沙发上玩手机。

父母可以放下手机，关掉电视，陪孩子一起看看书，给孩子讲故事，进行亲子活动。如果工作忙，可以在哄孩子睡觉以后再开始工作，不要借口工作忙而不理孩子，不跟孩子交流。长期忽视，肯定会对孩子造成一些负面的影响。

父母如何调整好思维、认知、心理状态和夫妻关系

思维和认知方面，也是孩子健康成长的一个重要因素。心理学家反复强调，由于思维认知的不同导致的焦虑情绪，会影响到孩子的生长激素的分泌，影响他的生长和发育，也会影响到孩子的心理模式。

在多年和父母打交道的过程中，我发现很多父母对于孩子的教育态度是不一致的，比如有的妈妈是"虎妈"，对孩子非常严格，而父亲则觉得应该让孩子自由成长。这种教育态度上的不一致，不仅会让父母产生冲突，还会导致孩子思维上出现矛盾。他不知道是该听爸爸的还是听妈妈的，最后可能谁的话都不听了，就跟父母对着来。

所以，在家庭教育方面如果出现了分歧，我认为父母首先必须商量好一个统一的对策。可以养成开家庭会议的习惯，如果是跟长辈住，还可以邀请长辈一起开家庭会议，尽量不要让孩子的认知因为你们的分歧而出现偏差。

另外，家庭成员的心理因素和关系状态，也会投射到孩子身上，影响孩子的心理成长。

比如父母的情绪是否稳定，性格是否随和，行为是否过激，意志是否坚定，这些都将像烙印一样，留在孩子的内心，影响孩子的情绪。

如果父母经常吵架，也会在极大程度上影响孩子的心理健康。

英国有一个针对矮小孩子的调查，研究人员对 6574 名 1958 年同一星期内出生的儿童进行了长达 40 年的追踪随访。结果显示：有家庭冲突的孩子，矮小者占 31.7%；无家庭冲突的孩子，矮小者只占 20.2%。两者有显著的差别。

所以，父母在家庭中减少冲突，找到合适的相处模式，对于孩子的生长发育至关重要。

父母应该怎样相处，才更有利于孩子的成长呢？我也给大家一些建议。

最重要的一点，是父母千万不要当着孩子的面吵架。无论发生什么样的分歧和矛盾，父母都不能在孩子面前情绪失控，即使你再生气，最好也闭着嘴走开，在孩子不在场的时候你们再进行交流。

我建议你们可以用笔写下愤怒的原因，或者在微信上进行沟通，这样可以避免当面发生冲突。而且要约定一个愤怒的暗号，比如，告诉对方"我现在不想说话，因为你刚刚让我很生气"。双方都冷静了之后，可以在孩子看不见的地方沟通，甚至可以吵架，但是一定要开诚布公讲明彼此的需求。吵完以后，可以当着孩子的面，两个人再拥抱一下。让孩子知道，你们即使产生了分歧，但感情依然还是稳固的。

万一孩子知道你们吵架了怎么办呢？小朋友可能会有个误解，觉得是因为他导致了爸爸妈妈关系紧张，导致你们吵架。他会产生负疚感，产生焦虑的情绪。

所以，你不妨直接跟孩子说清楚："这是由于爸爸妈妈之间的意见不同导致的，爸爸妈妈只是暂时没有达成统一的意见，并不是感情出了问题。而且爸爸妈妈之间发生争执，跟小朋友没关系，并不是你的错。"

如果实在没有控制住场面，当着孩子的面吵起来了，也要想办法修复。要客观地告诉孩子你们吵架的原因，告诉孩子，爸爸妈妈仍然是全心全意地爱着对方，这次吵架只是偶然。不要因为吵架，在孩子的心里留下阴影。

和孩子进行有效沟通

除了要注意维护夫妻关系，还要注意和孩子进行有效的沟通。在和孩子相处的时候，最重要的是一定要尊重孩子的独立性。有时候，父母会产生一个误区，认为孩子还小，什么都不懂，只要乖乖听大人的话就行了。

事实上，3～7岁的孩子早就有了自我意识，他们已经能够在一定程度上独立思考问题了。父母千万不要小看孩子的思维能力和想象力，最好是留给孩子一定的自我展示空间，多听听孩子的心声。

我在门诊接诊的时候，都会特别注意一点，那就是尽量和孩子进行交流，倾听孩子说的话。作为大夫，我也不会一直高冷地坐在椅子上，因为孩子的身高都比我们矮太多了，我们要想尊重孩子的话，一般会蹲下来跟他们交谈。当大人的视线与孩子的眼睛一样高时，孩子才能感受到你对他的尊重。在和孩子沟通的时候，要引导孩子说出自己心里的想法，认真地倾听孩子的讲话，不武断地打断他，要耐心地听孩子解释。

有时候，孩子犯了错，觉得很委屈，也会觉得很愧疚，那么我们要给他解释的机会，不能劈头盖脸地一顿臭骂。只有充分地了解孩子的观点后，才能采取有针对性的措施，更好地朝着你所希望的方向去引导。

要求孩子做某事的时候，一定要耐心地说明原因，不要用命令的口吻。比如，想让孩子早点儿上床睡觉，可以跟他解释早睡的好处，而不是用生硬的语气命令他。

另外，父母不管平时工作多忙，最好都要花时间跟孩子多谈心，多关心他身边发生的事情。

拿我来说，我工作非常忙，但每天早上都会陪着兔兔去上学。在上学的路上，我们可以进行很多有趣的沟通，比如了解她现在的学习进度，在学习上有没有困难，包括班级里哪个小男孩跟她比较要好，她最喜欢跟哪个小女生玩，最喜欢哪个老师，等等。让孩子跟你分享他在学校的事情，你们的关系也会更近。不仅如此，我们还会有很多暗号、约定和只有我们两个人知道的共同语言。每周无论多忙，我们都会有固定的游戏时间。这样时间一长，我就能了解兔兔的心理情况，兔兔对我也会更加信任。

平时在跟孩子沟通时，也要注意一些简单的技巧，比如要多鼓励，少抱怨。要善于发现孩子的优点，但也不必无缘无故地表扬孩子。表扬孩子的时候，一定要有非常明确的点，最好是针对孩子自己做出努力获得的进步进行夸奖，像"你长得很漂亮"这种表扬的话尽量少说，要让孩子意识到"你长得漂亮跟自身努力没关系，而努力学习、养成好的生活习惯，是经过你自己的努力获得的，才是更有价值的"。

共同参与育儿

现在社会上热议的一个话题，就是"丧偶式教育"。也就是说，父母一方由于工作忙，没有参与孩子的成长。尤其是很多爸爸在育儿方面的参与度不够，妈妈因此抱怨个不停，家庭气氛自然不可能好起来。所以，父母之间还需要协调的一个原则就是两个人必须共同参与进来。作为妈妈，要试着放手让爸爸去做，不要总是干涉爸爸带孩子的方式，想办法鼓励爸爸，让爸爸在带孩子的过程中获得成就感。

无论工作多忙，都要想办法创造全家人互动的机会。假期的时候，可以一家人一起做共同感兴趣的事，比如一家人去公园野餐，去博物馆参观，去动物园。这种和谐的家庭氛围，对孩子健康成长的帮助非常大。

总之，孩子的成长需要父母共同的努力，而不是相互推诿、相互抱怨。当你们每次想要吵架、相互埋怨的时候，都要多为孩子想想——这种低气压的家庭环境，会给孩子的身心造成巨大的伤害。孩子夹在你们中间，会感到一种压迫感和焦虑感，直接影响他们的正常生长发育。

夫妻之间一定要找到彼此相处的模式，找到解决矛盾的方法，达成共识。

长高笔记

父母要以身作则，以良好的生活习惯、心理状态、行为习惯，来影响孩子的成长。

尽量维持好夫妻关系，不要当着孩子的面起争执。

要以平等的身份，跟孩子多沟通，理解孩子心里的想法。

亲子时间

爸爸妈妈带着孩子去参加亲子活动，把照片拍下来，引导孩子写日记，记录下来。这样，孩子的参与感会更强，也会留下一个美好的记忆，对孩子的心理、生理方面的成长会产生更多正面的影响。

如何避免孩子频繁生病，影响生长发育

3～7岁这个年龄段，孩子面临的最大问题就是经常生病。很多父母到门诊来抱怨说孩子动不动就生病，尤其是爱感冒、发热，有的孩子一个月能发热4次。

其实，孩子生病也并不完全是坏事，因为生病对孩子来说是一种成长的经历。孩子每次生病，免疫系统对病菌的识别能力就会加强，也会提高自身免疫力。

当然，坏处也是有的，那就是长时间生病，既会影响到体重，又会影响到长个儿。

为什么孩子在幼儿园总生病

有妈妈忧心忡忡地跟我说，孩子上幼儿园之前身体还挺好的，很少生病，但是进入幼儿园之后，三天两头发热，不知道是怎么回事。

其实，孩子上幼儿园之后频繁生病是个很常见的现象，主要是孩子进入了新的环境之后，在心理和生理上无法及时适应导致的。

第一，小朋友进入了新的环境，处于一种焦虑不安的状态。这对他来说是一个巨大的挑战，而心情不好，很容易引发身体上的毛病。

为什么孩子会感到焦虑呢？孩子焦虑不安的原因有很多，比如，以前在家里，每天接触到的只有爸爸妈妈、爷爷奶奶、姥姥姥爷，都是他最亲近的人，都会无条件地爱他。但是进入幼儿园之后，他要接触的人更多了。他心里会产生一些担忧，害怕不被别人喜欢，害怕不被别人接纳，害怕别的小朋友欺负自己，害怕达不到老师的要求。

对这个年龄的孩子来讲，他既害怕，又不知道如何表达，难免会陷入一种矛盾的心理状态。在这种情况下，父母要帮他疏导，跟老师形成合力，来帮助孩子适应这个新环境，让他更好地来应对所面临的一切挑战。比如，鼓励他认识新的朋友，鼓励他多和老师沟通，不要害怕老师，等等。

第二，环境的变化，需要小孩在生理上逐渐适应。

外部环境的变化，使小朋友可能会接触到更多的病原体。幼儿园的床位很多，座位距离太近，都容易导致病原体在小朋友之间快速传播。

一旦传染了以后，在幼儿园这个人群比较密集的地方，一下子可能会出现多人一起生病的状况。兔兔在上幼儿园的时候，经常会碰到这样的情况：一个班二十几个孩子，只有一两个孩子去上课，因为其他的孩子都发热了。

第三，季节的更替导致生病。孩子在学校里，没有父母贴身的照顾，可能就无法及时地更换衣物，容易出现感冒、发热。

穿衣不当很常见，小朋友照顾自己、适应环境的能力还有待加强，穿衣不适很容易造成出汗，继而引发感冒。季节更替，比如秋天开学了，气温变化特别大，早、午、晚温差也特别大，病菌比较活跃，孩子就更容易受到传染。

另外，在幼儿园里，没有父母的照看，可能会导致孩子饮食不当，长期下来抵抗力会下降，容易生病。

在这种情况下，父母先不要着急，要想尽办法跟孩子一起适应新环境，适应新挑战，迎接在幼儿园的新生活。所有的小朋友都会经历这个阶段，只要慢慢适应就能真正成长起来。

外部环境的影响

环境变化	①接触到更多病原体 ②床、座位距离太近
季节交替	①秋天开学，气温变化大 ②病毒和细菌活跃

怎样的疾病会影响身高

疾病分两种：急性疾病和反复发作的慢性疾病。

急性的就是感冒、发热，或者腹泻，很快就能痊愈。一般来说，不影响身高。但如果是慢性的反复性疾病，比如反复的呼吸道感染、反复的腹泻，有的甚至每月一次，一月好几次，那就会影响孩子的身高。我有一个患者，是个 7 岁的小男孩，半年 1 厘米都没长。询问原因，发现孩子近半年几乎一个月要发热 2 ~ 3 次。在这样的情况下，时间久了，必然会导致身体状态弱，活动受限，食欲全面受到影响，身体抵抗力下降，自然会影响长高。

关于生病对孩子身高的影响，我们可以根据下表进行判断。

疾病与身高的关系

种类	症状	周期	效果
急性疾病	感冒、发热、腹泻	很快痊愈	不影响身高
慢性疾病	反复呼吸道感染、反复腹泻	每月一次，时间长	影响身高

3 ~ 7 岁的孩子，尤其是 3 ~ 5 岁的孩子，刚离开爸妈去幼儿园，照顾自己的能力很差。有的孩子穿衣服会比较厚、比较多，容易出汗，一旦出汗，如果增减衣服不及时的话，冷风稍微一吹，小朋友就会感冒。

所以在这个时期，小朋友照顾自己的能力一定要加强，要跟幼儿园的老师多沟通，及时增减衣物。

另外，孩子出现饮食不当，跟抵抗力下降有一定的关系。比如长时间的积食，暴饮暴食，饥一顿、饱一顿，都很容易增加消化系统的负担，导致生病。

还有就是由于上厕所不方便，或者经常尿裤子，导致小朋友不爱喝水，引起长时间的便秘，导致孩子营养不够，整体抵抗力变弱，最终影响到他的抗病能力。

避免孩子频繁生病的方法

我给大家总结了四个避免孩子频繁生病的方法。

第一，培养孩子的自理能力。孩子自理能力强了，就会自己照顾自己了。

要培养孩子强大的自理能力，让他知道，什么时候要增加衣服，什么时候要脱一件衣服，什么时候该喝水，什么时候该上厕所。现在的小孩往往由父母、爷爷奶奶、姥姥姥爷六个人照顾，很多事都是长辈替孩子做了，这很不利于养成孩子独立的能力。

一般来说，3 岁时，孩子要学会自己吃饭、自己洗手、自己刷牙。

尤其是吃饭的问题，我看到有的孩子五六岁了，爷爷奶奶还在帮忙喂饭，这样的孩子将来肯定很难养成良好的饮食习惯。有些爷爷奶奶会担心孩子自己吃饭吃不饱，或者把饭菜弄得满地都是，但大家要知道，尽管一开始，孩子还不会自己好好吃饭，可能会把饭菜撒得到处都是，但这也是他成长的一个必经的过程。你必须让他学会自己吃，他才会正确地使用勺子、筷子，然后独立进食。

4 岁时，孩子可以自己折叠被子，整理床铺，父母要对他们多加鼓励。一开始，妈妈可以和孩子一起叠被子，就像做游戏一样，引导孩子参与进来。之后，孩子就要自己叠被子，整理自己的小床铺了。

5～6岁，一定要让孩子学会穿衣服和脱衣服，这也是防止着凉的一个很重要的因素。

我女儿在上幼儿园的时候，经常是早上穿得整整齐齐地去幼儿园，晚上回家的时候，敞着衣服回来了，因为她不会自己扣扣子。后来，我们决定帮她养成自理的能力，扣子一定要自己扣，穿衣服要整齐。其实这一点儿都不难，这个阶段的孩子一般也都愿意自己的事情自己做，父母只要多加引导和鼓励就好了。

第二，想尽办法增强孩子的身体抵抗力。比如我常常说的，让孩子多晒太阳、多运动，这些都会提高他的抵抗力。

第三，给孩子准备合适的衣物。

要选择棉、真丝、麻质面料的衣服。尤其孩子要去幼儿园，最好选择相对松垮的衣服，这样在出了汗或者室内外环境温差比较大时，孩子换衣服比较方便。有的小朋友衣服穿得比较紧，一着急就不管不顾地冲出去了，结果玩得一身汗，这就很容易引起感冒、发热。

兔兔就有过类似的经历，我们一开始给她穿的衣服比较紧，结果她穿上了之后解不开，脱不下来，就会急得直哭。所以，小朋友的衣服，既不要太复杂，也不要太紧，越简单、越容易换下来越好。

第四，父母要注意在家里备一些常用的药物，比如解热药、止咳药、健胃消食的药物等。孩子如果热度退了，整体状态还没有明显改善，再去医院就诊，都还来得及。

七步洗手法：把手洗干净，预防生病

小朋友如果没有饭前便后洗手的习惯，也会容易造成感染、腹泻、寄生虫病等。在这里，我给大家提供一个洗手的方法——七步洗手法（见文前No.3）。

第一步：掌心搓掌心；

第二步：搓手背，两手互换；

第三步：手指交错搓；

第四步：两手互握，擦指背，两手互换；

第五步：拇指在掌中转动，两手互换；

第六步：指尖摩擦掌心，两手互换；

第七步：一手揉搓另外一只手的腕部，两手交替进行。

参照七步洗手法，就能全面彻底地把手洗干净。

建议幼儿园举行竞争性的洗手活动，因为小朋友的竞争意识非常强，通过比赛，孩子会掌握得更好。

长高笔记

用辩证法来看，生病是孩子的一种必要的经历。短期生病不必过分地担忧，关键是要注意避免反复生病。如果孩子长期、反复地生病，一定要关注，因为这会影响到孩子长个儿。另外，我们要采取各种方式来增强孩子的抵抗力，增强孩子的自我管理能力，让他能够自己照顾好自己。

亲子时间

按照七步洗手法，教孩子正确地洗手。以我教我女儿的经验，教会了她以后，家里就会多一个洗手督导官，她每天会时刻地盯着你：你是不是洗手了？希望父母们以身作则。

另外，父母可以在家中准备以下表格中列出的药物，作为应急。

家中常备药物

	37℃ ~ 38.5℃	多喝水即可
退热	38.5℃以上	对乙酰氨基酚、布洛芬 禁用：阿司匹林、尼美舒利、糖皮质激素
感冒		奥司他韦
祛痰		愈创甘油醚、氨溴索（沐舒坦）、溴己新

为什么每次升学后，孩子就不长个儿

很多妈妈带着孩子来跟我说，孩子刚升学，升学之前，孩子长个儿还挺快的，结果升学之后就停止长个儿了。有的妈妈怀疑，是不是孩子在学校伙食不好导致的。

其实这种情况在临床上非常常见。小朋友幼升小、小升初的关键期，常常会出现生长速度减缓的情况。如果父母没有密切地监测孩子的身高，就很容易忽视孩子在生长发育上出现的问题。

我们接下来以 7 ~ 8 岁时，也就是"幼升小"时期作为主要的时间节点来讨论孩子为什么忽然不长个儿的问题。

有个女孩的妈妈带着孩子来门诊咨询，说很郁闷，孩子上了小学以后个子就没怎么长过。之前在幼儿园的时候，一年还能长 6 ~ 8 厘米，上了小学，一个学期下来，发现连 2 厘米都长不到。

为什么会出现这种情况呢？我们前面说到过心因性矮小的问题，也就是说，情绪不好、心理压力大，都容易影响孩子长个儿。其实，孩子升学的阶段也是一样的，由于对环境的不适应，孩子会出现各种情绪问题，也很可能导致孩子出现心因性的生长缓慢。

我们来总结一下具体的原因。

1. 第一次真正地开始群居生活，导致不适应。这个时期，孩子第一次真正进入了群居生活，客观环境变了，主观的心理压力增加了。

客观环境的变化包括学校是按照规则作息的，幼儿园是相对比较自由的上课形式，而进入小学以后，是严格地按照 40 分钟一堂课加 10 分钟休息，周而复始地安排课程表的。

2. 学习的目标发生了变化，导致孩子压力增加。幼儿园以玩耍游戏为主，通过玩耍游戏来提高孩子应对社会的能力。小学则要慢慢以学习为主，孩子必须养成一个很好的学习习惯，慢慢地开始进行独立自主的学习。这个时期，学校的规则和目的都与幼儿园不相同，导致孩子的整体适应方向的不同，孩子的学习压力比以前增加了，自然会影响长个儿。

3. 社交方面发生的变化。无论是在家还是幼儿园，孩子习惯有人哄着、惯着，到了小学后，一个班级四五十人，老师对孩子不会哄着、惯着。一年级的小朋友要有一个很长的适应期，适应得好，孩子会进入一个良性循环；适应得不好，孩子无论是行为还是生长都会受到影响。

4. 心态方面也产生了变化。幼儿园老师会哄着孩子，经常表扬孩子，也很少批评孩子。而上了小学之后，老师对孩子的要求就严格多了。对孩子来说，批评更多了，表扬更少了，自然会心情不好。比如兔兔上小学之后，一旦有什么事情没做好，或者没有获得像以前一样众星捧月式的表扬，回家就会哭。

孩子要面对一个又一个的小挫折，对我们来说是习以为常，觉得太轻松不过了。但对于这个年龄的小朋友来说，会有着极强烈的挫败感。

所以，父母要及时发现，对孩子进行正确的心理疏导，帮孩子慢慢地学会正确应对在每天的学习生活中碰到的一个又一个的小挫折，更好地融入新的环境。

怎样帮孩子跨过这道坎儿？

陪伴孩子跨过升学时心理上的坎儿，能帮助孩子摆脱情绪困扰，让孩子正常地长个儿。这里有一些有效的建议提供给大家。

1. 让孩子提前熟悉环境。首先，提前了解小学的情况，能让孩子对未来充满期待，也做好心理准备。

为了让兔兔适应小学生活，我提前半年带着兔兔去小学门口，看看小学是什么样，让兔兔到学校里去，看看学校里是什么样的环境，让她和比她稍微大一点儿的小朋友一起玩。我会专门组织我们小区里的一些上小学的小朋友跟兔兔一起玩，建立朋友关系。他们在一起做游戏的时候，就很自然地把有些信息透露给孩子，让孩子提前做好心理准备。

然后，帮她了解一下，小学的学习生活是什么样的，提前让她做一个心理准备，特别是让兔兔学会专注。刚开始的时候，她只能专注地坐十几分钟，慢慢增加到 20 分钟、30 分钟。孩子上小学很重要的一点是需要专注 40 分钟来学习，幼儿坚持 10 分钟、20 分钟已经相当了不起了，所以培养专注力，要让孩子明白区分休息和学习的差别。

兔兔在上学之前的一段时间，我还有意识地根据学校的时间来调整作息，比如说学校要求早上 7：50 到，那么我们至少 7 点半就必须准备就绪。小学一般早上 8：20 上第一堂课，一堂 40 分钟，所以我们也照着这个时间来安排，让兔兔学习 40 分钟，休息 10 分钟。这样一步一步地帮她习惯了作息时间。暑假的时候，一定不能总让孩子睡懒觉，以免直到开学，才发现根本适应不了。

还有的父母会选择让孩子参加学前班。学前班的老师通过铺垫灌输幼儿园跟小学的区别，让孩子逐渐培养相应的能力。

2. 让孩子明白，自己的问题自己解决。比如，我们遇到过最难的一件事情是让孩子自己穿衣服、系鞋带。兔兔上一年级了，有的时候还是不能自己把鞋带系好，走路时鞋带还会把她绊倒。所以我们只能反复地教她，不断地帮她意识到自己的事情自己做，自己的问题自己解决。上了小学以后，老师会有意识地举行一些比赛，比如如何穿鞋子、如何穿衣服等，然后用小红花来作为奖励。

3. 扩大社交范围，提高孩子的社交适应能力。由于以前在幼儿园是小范围交际，兔兔妈妈为了让孩子克服害羞的情绪，报了很多团队的训练班，去跟小朋友一起玩，也邀请小朋友到家里一起玩。通过这样的一些活动，孩子变得越来越开朗，越来越愿意跟人进行交流，提高了孩子的社交能力。

提高孩子的社交能力，可以让孩子多出去跟小朋友一起相处。原来孩子是小太阳、小月亮，大家围着、哄着、让着，现在，就得让孩子学会跟小朋友一起分享玩具、分享绘本，学会友好相处。刚开始，孩子可能动不动就会哭，会吵架，但慢慢地，就能学会如何与他人相处、如何分享、如何合作。社交能力强了之后，对孩子将来更好地应对一年级的生活，有非常大的帮助。

长高笔记

对于幼升小的孩子来说，父母要未雨绸缪，要了解孩子进入小学后的感受和适应程度，帮孩子顺利度过幼升小时期。

全家要齐心协力地帮助小家伙，这样，孩子的情绪受到的影响就会比较小，那么升学这件事情就不会对孩子产生较大的负面影响。

亲子时间

父母要检测孩子的生长速度，一般 3 个月检测一次，及时计算生长速度。

小朋友回家后，可以鼓励他交流，把有意思的事跟爸爸妈妈分享。

小朋友说的问题要及时跟老师沟通交流。

第三部分

8 ~ 14 岁，
抓住最后的发育时期，
让孩子达到理想的终身高

　　8～14岁是一个特殊的时期，青春期要开始了，孩子进入了一个快速成长的时期。青春期意味着性发育，性发育激素水平一上来，长骨末端的骨骺一旦闭合以后就无法再生长了，就错失了长个儿的黄金时间。

　　这个时期，父母存在着一些误区。

　　第一，对青春期的发育没有意识，没有认识到孩子青春期的重要性。

　　第二，不会科学管理孩子的生长速度，对孩子身高发育的情况没有密切监测的意识，等到发现问题的时候，已经错过了孩子生长的黄金时期。

抓住青春期发育的关键节点

　　一般来讲，青春期前，孩子如果一年增长低于 5 厘米，就要提高警惕了。进入青春期后，孩子的生长速度加快，如果一年低于 6 厘米，半年低于 3 厘米的话，父母也要提高警惕，并且积极地寻找原因，看看到底是什么原因妨碍了孩子的快速生长。

　　下表是 8～14 岁男孩的身高、体重百分位。

8～14 岁男孩身高、体重百分位数值表

年龄	第3百分位		第10百分位		第25百分位		第50百分位		第75百分位		第90百分位		第97百分位	
	身高(厘米)	体重(千克)	身高(厘米)	体重(千克)	身高(厘米)	体重(千克)	身高(厘米)	体重(千克)	身高(厘米)	体重(千克)	身高(厘米)	体重(千克)	身高(厘米)	体重(千克)
8 岁	119.9	20.32	123.1	22.24	126.3	24.46	130.0	27.33	133.7	30.71	137.1	34.31	140.4	38.49
8.5 岁	122.3	21.18	125.6	23.28	129.0	25.73	132.7	28.91	136.6	32.69	140.1	36.74	143.6	41.49
9 岁	124.6	22.04	128.0	24.31	131.4	26.98	135.4	30.46	139.3	34.61	142.9	39.08	146.5	44.35
9.5 岁	126.7	22.95	130.3	25.42	133.9	28.31	137.9	32.09	142.0	36.61	145.7	41.49	149.4	47.24
10 岁	128.7	23.89	132.3	26.55	136.0	29.66	140.2	33.74	144.4	38.61	148.2	43.85	152.0	50.01

续表

年龄	第3百分位		第10百分位		第25百分位		第50百分位		第75百分位		第90百分位		第97百分位	
	身高(厘米)	体重(千克)	身高(厘米)	体重(千克)	身高(厘米)	体重(千克)	身高(厘米)	体重(千克)	身高(厘米)	体重(千克)	身高(厘米)	体重(千克)	身高(厘米)	体重(千克)
10.5岁	130.7	24.96	134.5	27.83	138.3	31.20	142.6	35.58	147.0	40.81	150.9	46.40	154.9	52.93
11岁	132.9	26.21	136.8	29.33	140.8	32.97	145.3	37.69	149.9	43.27	154.0	49.20	158.1	56.07
11.5岁	135.3	27.59	139.5	30.97	143.7	34.91	148.4	39.98	153.1	45.94	157.4	52.21	161.7	59.40
12岁	138.1	29.09	142.5	32.77	147.0	37.03	151.9	42.49	157.0	48.86	161.5	55.50	166.0	63.04
12.5岁	141.1	30.74	145.7	34.71	150.4	39.29	155.6	45.13	160.8	51.89	165.5	58.90	170.2	66.81
13岁	145.0	32.82	149.6	37.04	154.3	41.90	159.5	48.08	164.8	55.21	169.5	62.57	174.2	70.83
13.5岁	148.8	35.03	153.3	39.42	157.9	44.45	163.0	50.85	168.1	58.21	172.7	65.80	177.2	74.33
14岁	152.3	37.36	156.7	41.80	161.0	46.90	165.9	53.37	170.7	60.83	175.1	68.53	179.4	77.20

以 8 岁为例，如果身高低于 119.9 厘米，属于低于第 3 百分位，也就意味着孩子身高偏矮了；如果身高是 130 厘米，属于第 50 百分位，孩子是中等个儿；如果身高是 140.4 厘米，属于第 97 百分位，那么孩子就偏高了。

比如 12 岁，身高低于 138.1 厘米，就属于矮小；要是 151.9 厘米，就属于中等个儿；要是 166.0 厘米，就属于长得偏快。

下表是 8～14 岁女孩的身高、体重百分位。

8～14 岁女孩身高、体重百分位数值表

年龄	第3百分位		第10百分位		第25百分位		第50百分位		第75百分位		第90百分位		第97百分位	
	身高(厘米)	体重(千克)	身高(厘米)	体重(千克)	身高(厘米)	体重(千克)	身高(厘米)	体重(千克)	身高(厘米)	体重(千克)	身高(厘米)	体重(千克)	身高(厘米)	体重(千克)
8岁	118.5	19.20	121.6	20.89	124.9	22.81	128.5	25.25	132.1	28.05	135.4	30.95	138.7	34.23
8.5岁	121.0	20.05	124.4	21.88	127.6	23.99	131.3	26.67	135.1	29.77	138.5	33.00	141.9	36.69
9岁	123.3	20.93	126.7	22.93	130.2	25.23	134.1	28.19	138.0	31.63	141.6	35.26	145.1	39.41
9.5岁	125.7	21.89	129.3	24.08	132.9	26.61	137.0	29.87	141.1	33.72	144.8	37.79	148.5	42.51
10岁	128.3	22.98	132.1	25.36	135.9	28.15	140.1	31.76	144.4	36.05	148.2	40.63	152.0	45.97

年龄	第3百分位		第10百分位		第25百分位		第50百分位		第75百分位		第90百分位		第97百分位	
	身高(厘米)	体重(千克)	身高(厘米)	体重(千克)	身高(厘米)	体重(千克)	身高(厘米)	体重(千克)	身高(厘米)	体重(千克)	身高(厘米)	体重(千克)	身高(厘米)	体重(千克)
10.5岁	131.1	24.22	135.0	26.80	138.9	29.84	143.3	33.80	147.7	38.53	151.6	43.61	155.6	49.59
11岁	134.2	25.74	138.2	28.53	142.2	31.81	146.6	36.10	151.1	41.24	155.2	46.78	159.2	53.33
11.5岁	137.2	27.43	141.2	30.39	145.2	33.86	149.7	38.40	154.1	43.85	158.2	49.73	162.1	56.67
12岁	140.2	29.33	144.1	32.42	148.0	36.04	152.4	40.77	156.7	46.42	160.7	52.49	164.5	59.64
12.5岁	142.9	31.22	146.6	34.39	150.4	38.09	154.6	42.89	158.8	48.60	162.6	54.71	166.3	61.86
13岁	145.0	33.09	148.6	36.29	152.2	40.00	156.3	44.79	160.3	50.45	164.0	56.46	167.6	63.45
13.5岁	146.7	34.82	150.2	38.01	153.7	41.69	157.6	46.42	161.6	51.97	165.3	57.81	168.6	64.55
14岁	147.9	36.38	151.3	39.55	154.8	43.19	158.6	47.83	162.4	53.23	165.9	58.88	169.3	65.36

在 8 岁时，如果孩子的身高是 118.5 厘米，是第 3 百分位；如果是 128.5 厘米，是第 50 百分位；如果是 138.7 厘米，是第 97 百分位。

12 岁，女孩身高如果低于 140.2 厘米，就属于矮小；要是到了 152.4 厘米，就属于中等个儿；要是到了 164.5 厘米，就属于长得偏快。

根据这张表，可以很好地判断孩子的生长发育速度，如果孩子超过第 97 百分位，我们要注意一下是不是有性发育过早的情况，或者是否出现了因分泌生长激素过量而引起身高过高的巨人症。

为什么青春期对孩子的生长发育很关键

青春期是孩子生长发育的最后时机，这是骨骺闭合之前的快长期，一旦错过了，孩子就无法再长高了。

6 月高考结束以后，很多孩子因为报志愿的时候会量身高，这时很多遗憾就会产生了，比如孩子想报考的学校和专业比较特殊，对身高有要求，孩子达到了录取分数线，但由于身高不够，只能和心目中的学校擦肩而过。

比如有位妈妈带着 15 岁的孩子来找我，说女儿从小就想当英语老师，高中苦读 3 年终于考上了外语学院。眼看梦想近在咫尺，却被老师告知因为孩子太矮拿不到教师就业资格证。她急切地问我："孩子现在才 146 厘米，还有可能长高吗？"

我给这个女孩做了一系列检查之后，只能遗憾地告诉孩子的妈妈："如果小时候好好地进行身高管理，孩子是完全能够长到 160 厘米，甚至 165 厘米的。但是她的骨龄已经成年，没有办法长高了，我现在也无能为力。"

再比如，前不久，我的门诊来了一个 14 岁的小姑娘，刚上高一。她以后想报考舞蹈学院，但身高只有 152 厘米。目前舞蹈学院的入学要求中，对身高的硬性要求是 165 厘米。趁着暑假，家长就带着孩子来到门诊，希望我能帮忙想想办法，让孩子再长高十几厘米。

我给小姑娘做完检查，只能一声长叹，因为虽然孩子很有天赋，但是她的骨龄已经是成年人的骨龄了，这意味着她的骨骺已经完全闭合了，也就是说，她不可能再长个儿了。

结果，孩子和家长都很沮丧、遗憾，号啕大哭。

在矮小专科门诊，我一天最多的时候可以遇到 8 ~ 10 个这样的孩子，身高不达标，导致主持梦、教师梦、舞蹈梦、演员梦泡汤。

所以大家一定要提高警惕，早发现、早诊断、早干预、早治疗。

孩子青春期长个儿规律

为什么青春期，孩子长个儿最快呢

进入青春期后，无论是生长激素分泌的脉冲频率，还是每次分泌的量，整体都在增加。

小朋友在这个时期会分泌更多的性激素。性激素的分泌量增加除了让骨骼快速增长外，还会让孩子胃口更好，再加上运动锻炼，身高就会快速地增长。

一旦错过了这个时期，孩子的终身高肯定会受到影响。

男女的生长规律是不一样的。女孩发育会偏早一些，男孩发育会偏晚一些。正是由于女孩比男孩发育偏早，女孩骨骺闭合的时间也会更早，相反，留给男孩的长个儿的窗口期就相对长。男孩的身高增长量相对来说要比女孩高一些，所以男孩的成年身高，总体上也会比女孩高，平均能达到172厘米，而女孩的成年平均身高是160厘米。

女孩青春期生长发育的规律

女孩一般是9~11岁开始青春期发育。一般来说，女孩在青春期，能长高25~28厘米。而如果青春期发育早于8岁，就叫性早熟。

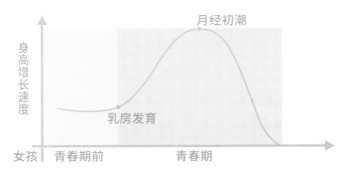

女孩青春期长个儿规律

这张图展示的就是女孩青春期的长个儿规律。

女孩出现青春发育的迹象，都是从乳房开始胀、疼，穿衣服的时候，稍微和衣服摩擦就产生不适感开始的。这就提示孩子进入了青春期，接下来孩子长个儿的速度会加快。

到了月经来潮的时候，身高增长速度是最快的，一般每年可以达到8～10厘米。当然，每个人个体差异很大。月经初潮之后，每隔半年生长速度大概会下降一半，这是一个基本的规律。

比如孩子在月经初潮的时候，生长速度为每年10厘米；半年后，就会变成每年5厘米；再过半年，就是每年2.5厘米；再过半年，就是每年1.25厘米，接近于1厘米。一般孩子的生长速度在每年1厘米以下的时候，就说明他的快长期过去了，孩子的成年身高跟目前的身高相差不大了，基本上已经进入了骨骺闭合的阶段。

有的孩子来到矮小专科门诊之后，一拍骨龄片，发现骨龄已经接近成年人的了。接着我再问她月经来了多久，很多孩子会回答，已经来了好几年。

这时，骨骺已经闭合了，即使进行干预，也于事无补了。

所以我们一定要提高警惕，已经发生月经初潮的孩子，如果身高低于145厘米，也就预示着孩子未来的身高想要达到160厘米的可能性是几乎没有的。

那么月经初潮后的终身高能不能预测呢？

由于个体差异性非常大，我一般不太喜欢预测成年终身高。因为受太多因素的影响，有时候我们很难准确地预测。

一般来说，初潮后的终身高，我们有一个公式可以辅助大家进行判断。

终身高 ＝ 初潮时的身高 ÷（ 0.9585 ± 0.0178 ）

举个例子，如果小红初潮时的身高是150厘米，我们用公式预测一下她的终身高范围。

那么，她可能达到的身高范围就是153.64～159.4厘米。

一般来说，一个女孩在初潮以后，身高能长 6~8 厘米。有的父母说，潘大夫，你算得不准，我的孩子就长了 10 厘米。我想说，由于每个人的情况差异非常大，受很多因素的影响，我们只能给出一个大致范围，而确实有一些孩子会突破这个范围。

但总的来说，如果孩子月经初潮的时候身高是 145 厘米，想要达到 160 厘米的可能性是几乎没有的，即使孩子长了 10 厘米，她也不可能达到 160 厘米。

所以，如果孩子已经来了月经，父母通过计算，发现她很难达到理想身高，那就应该带孩子来门诊做一些检查，了解孩子还有多少生长潜能。我们一起来抓住孩子最后的长高机会，进行适当干预，充分挖掘孩子的生长潜能，让孩子尽可能地突破限制。

男孩青春期生长发育的规律

男孩是 10~12 岁开始青春期发育，其间能长高 25~30 厘米。男孩如果 9 岁前开始青春期发育，也属于性早熟。

男孩的青春期发育情况往往不像女孩那么清晰。我们在诊断过程中，通常会对孩子父母的青春期发育年龄进行了解，这可以帮助我们进行辅助判断。但基本上妈妈都还记得，爸爸都不记得了。

同样地，问孩子开始青春期发育的年龄，一般女孩都能明确地说出具体时间，因为乳房发育时会比较疼痛，所以女孩的印象会比较深。大多数小女孩对于月经初潮的年龄都是非常明确的，因为忽然出血，会让孩子很惶恐，自然会记得比较清楚。

但男孩就不一样了，大部分的男生，都不清楚自己到底是什么时候开始青春期发育的。

所以在这里，我们也分享一些判断男孩是否进入青春期的方法。

1.第一个判断标准，是睾丸增大。一般来说，男孩在小学三年级（约 9 岁以前），睾丸体积较小，长度小于 2.5 厘米，阴茎和阴囊仍处于幼儿型。进入青春期之后，孩子睾丸超过 4 毫升，就提示孩子进入了快速增长的青春期。5 ~ 10 毫升，就说明进入了一个快速长个儿时期。睾丸的大小跟功能不一定是平行的，并不是说睾丸越大越好。一般来说，个体差异比较大，有的到了最后是 15 毫升、20 毫升，甚至 25 毫升。父母要记住，4 毫升说明孩子要开始发育了，10 毫升是进入快速长个儿期。

2.第二性征出现，除了睾丸增大之外，孩子还会开始长阴毛、腋毛。

3.有的男孩可能会出现胡须。当然，关于男孩胡须的生长，很多人不一定明显。很多父母来问我，说孩子的上唇有小绒毛，是什么情况，是不是孩子开始长胡须了？

其实，一般我们说长胡须，指的是上颌以及两颊出现的明显的浓密而粗黑的毛发。长须意味着进入青春期的中后期，如果需要剃须，就属于是发育的晚期了，此时身高已经接近于终身高。

但长胡须的情况，个体差异很大，可能有的男孩，成年之后胡须都不是很浓密，有的人就是络腮胡子，这不能一概而论。

4.个子开始猛长。大部分男孩在 10 ~ 12.5 岁，个子会开始猛长。现在总体的发育年龄在往前移，也可能是由于孩子们普遍营养太丰富导致的。当然，这个快速生长的时期不能一概而论，有的父母带孩子到门诊检查，发现孩子的骨骺已经闭合了，骨龄已经是成人的骨龄了，没办法继续长高，会一下子感觉措手不及。

家长可以通过以上的这些现象，来判断孩子是否进入了青春期。我想提醒大家，一定不要忽略孩子的这些变化，否则，当你发现孩子没达到理想的身高时，却早已过了青春期，就无力回天了。

曾经有一对父母，带着一个女孩来到我的门诊。夫妻俩个子都很高，爸爸 187 厘米，妈妈 167 厘米，他们以前从不担心孩子会长不高。但出乎意料的是，孩子到了 13 岁，身高却只有 154 厘米，而且到了这个身高之后，生长速度就明显下降了。父母觉得很不解，因为爸爸是 15 岁开始进入青春期的，而妈妈是 14 岁才来的月经，照理说，孩子不应该 13 岁之后就生长缓慢啊。

这就说明，每个个体都是不一样的，我们在判断的时候会参考父母的情况，但归根结底，还是要根据每个人的生长状况来进行监测。父母绝对不能只信奉经验主义，觉得父母两个人都高，孩子就不可能矮。事实上，我见过太多孩子没有达到遗传身高，很多孩子比父母都矮得多，他们进入青春期也比父母早得多。

生长中，形体上的长高、变强壮，是可以客观测量的，而发育是指在形体增长的过程中，一些必要的人体功能开始成熟。有的时候，我们只能通过外在第二性征的一些表现，来判断这些功能的成熟情况，来了解孩子整体的发育情况，但这仅供参考，不能绝对化。

有的父母发现孩子青春期发育了，但个子还很矮，一下子特别着急，觉得天都塌下来了，实际上每个人的情况都不一样，这个时候父母需要带孩子到医院请大夫帮着做一下检查，看看孩子现在生长发育的主要问题是什么，还能不能进行有效的干预。

我们还得结合孩子性激素的分泌情况、骨龄的发育情况来判断孩子的终身高。没有谁规定 12 岁必须长成 12 岁的样子。生物的多样性，决定了我们的发育情况是千变万化的。有的人可能会先发育一段时间，中间停顿一段时间，后面再开始发育；有的人可能一鼓作气很快就完成了发育；有的人 10 岁就开始青春期发育，而有的人 16 岁才进入青春期；而且父母的发育情况不一定能完全遗传给孩子，因为孩子什么时候开始青春期发育，受很多外界因素的影响。

所以我最后要强调的是，我们所有的规律，都只适用于大部分人，而不是所有人。父母在做判断的时候，不要一概而论，也不要干着急，最好请专业的大夫帮忙进行诊断。

长高笔记

青春期是生长发育的最后黄金时期，父母在这个时期一定要对孩子的身高进行准确的测量，做好记录，除了长高的绝对值外还要重视孩子的生长速度。

记录好间隔 3 个月的身高记录，用后一次减去前一次，除以间隔的月份再乘以 12，这就是一年的生长速度。

女孩月经初潮的时期是整个青春期生长速度的顶峰，初潮之后，孩子的长个儿速度就会减慢，直至最终骨骺闭合。

如果女孩月经初潮的时候，身高在 145 厘米以下，那么请父母务必到门诊进行评估，因为你的孩子可能很难长到 160 厘米，甚至 155 厘米都可能达不到。

对男孩来说，由于第二性征跟整体的发育状况相关度并不是那么密切，所以在这个时期我们主要应该关注的是男孩的睾丸发育情况，如果睾丸的体积超过 4 毫升就意味着要开始发育了，达到 10 毫升的话，说明孩子生长速度进入了最快的阶段。

如果到了要剃须时期，那么他的快速生长已经完成，进入了青春发育的中晚期。当然，这也是因人而异的，关键是父母要加强对孩子生长状况的监测。

这个时期，父母最容易犯的一个错误就是觉得孩子生长的速度挺快的，个子也没问题，所以完全不把孩子的身高状况放在心上。然而，这个时期的孩子可能一开始一点儿都不矮，甚至在班里是鹤立鸡群，但是后期骨骺闭合之后，别的孩子还能继续生长，他却失去了长高的机会。所以，父母一定要提高警惕，加强对孩子生长情况的监测。

亲子时间

用家里的墙给孩子测身高。孩子双脚并拢，站直，屁股、后背、后脑勺全贴着墙。在旁边画一道线，记录孩子的身高，选择在每天同一个时间测量，这样才具有可比性。

这个时期，密切记录孩子的生长速度。大概3个月测量一次身高，同步选用间隔3个月的两次的数字，来计算生长速度，了解孩子的生长速度是否正常，了解孩子是不是在健康快速地成长。及时地发现问题，帮助孩子充分挖掘生长潜能。

另外，刚进入青春期的孩子，内心都是很敏感的。第二性征出现之后，孩子也不一定愿意开口跟父母沟通。作为父母，要尽量给孩子提供信任感，让他愿意跟你交流，愿意倾诉："我的身体好像有一些变化了。"这样，你才能第一时间了解到孩子生长发育的情况。

警惕性早熟：发育太早，将会影响终身高

孩子的性发育时期，有两个痛点。

第一个是孩子的发育早，蹿个儿快。很多父母觉得孩子的身高比其他小朋友都高，所以放松警惕。在这种情况下，提醒父母要警惕孩子性早熟的发生。

第二个是孩子不长个儿。女孩到了13岁，男孩到了14岁，还一点儿发

育的迹象都没有。有的父母觉得，自己当年就是发育晚，孩子肯定也跟自己一样，可能到了十六七岁才发育，所以就不着急，结果拖过去了。我要提醒父母，太晚长个儿的话有可能也是病态的。

性早熟的危害

如果孩子长个儿太快，父母先不要急着高兴，因为孩子极有可能是出现了性早熟。

如何判断孩子是否出现了性早熟呢？一般来讲，女孩 8 岁前开始性发育，出现乳房增大，出现阴毛；男孩 9 岁以前出现睾丸增大，出现阴毛，都可以作为孩子性早熟的特质。

性早熟的特质

性别	时间	性征
女孩	8岁前	乳房增大、出现阴毛
男孩	9岁前	睾丸增大、出现阴毛

性早熟的危害：骨龄超过实际年龄、骨骺提前闭合

性早熟的危害性有四个。

第一，孩子不会无缘无故地性发育过早，是不是体内长了肿瘤，或者接触了什么外源性的性激素，又或者吃东西吃得不对，等等，必须结合孩子平时的饮食习惯，到医院去查清楚原因。如果不弄清楚原因，一些外源性的伤害，不只会导致孩子性早熟，还可能会让孩子出现其他问题。

第二，由于性发育过早，而性激素是导致骨骺闭合的主要因素。孩子的骨骺会提前闭合，骨龄会超过实际年龄，成年的身高就会受影响。在临床

上，我们碰到过很多孩子，最终只能长到一米三几、一米四几，这种情况并不是耸人听闻的。

第三，由于孩子性发育过早，导致心理会出现问题。比如，有的女孩八九岁就来月经了，那么我们可能会担心，孩子自己都照顾不了自己。

第四，孩子性早熟一般还会导致心理早熟。那么也有可能会出现青春叛逆期提前，可能会过早出现性生活，给孩子自身带来伤害。

如果这些问题都排除了，孩子还是在 7 岁多就出现了乳房发育，那父母也不必惶惶不可终日，只要对孩子未来的生长发育、生育功能不产生负面影响，就没什么大不了的。要对孩子的生长情况进行密切监测，带孩子去医院做全面的检查，拍骨龄片子，如果孩子骨骺还未闭合，医生还是可以对孩子的身高进行有效干预的。

如何判断孩子的骨龄

骨龄是根据人群统计出来的概念，判定骨骼大概属于几岁。骨龄是一种统计学的概念，不是一个生物学概念，并没有谁规定 12 岁的人，骨龄必须也是 12 岁，只要最终成年身高不受影响，将来的生殖生育不受影响即可。

看孩子骨龄一般要拍 X 片来进行判断。如果孩子是右利手，那么在拍片子的时候要拍左手；如果孩子是左撇子，那就要拍右手，这样得到的结果会更准确。如果年龄到了一定程度，还要拍其他的部分，比如脚后跟、肘关节、骨盆等。

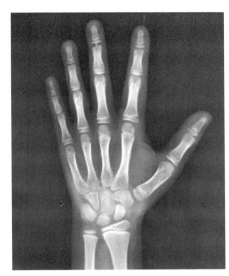

骨龄 X 片

另外，我想再提醒大家，拍骨龄 X 片，不宜太过频繁。

我见过一些父母，拎着大概有 10 厘米厚的骨龄片子来到门诊，基本上一个月拍一次。这对孩子的身体其实并不好，毕竟 X 线有辐射，会对孩子的软骨造成一定的伤害。

所以，我们一般建议 6 个月拍一次就够了，一年 2 次，不宜太过频繁。当然，有些情况下，拍骨龄的频率会增加，比如性早熟。

拍片的作用是了解孩子真正的发育水平，预测孩子成年的身高。判断骨龄有很多方法，但是很遗憾，目前全世界还没有一个大家都普遍认可的精准方法。

在北京协和医院，一般比较推崇的是图谱法。根据图谱，我们倒推骨龄的情况，再结合生长发育的整体情况，测算他的骨骼到底处于生长发育的什么阶段。这对于我们来说是一个非常重要的手段。当然，这个计算过程比较烦琐，我们一般会借助专门的计算机系统来进行辅助分析。父母可能没办法计算清楚，但可以请大夫根据骨龄片子帮忙计算。

骨龄和实际年龄的关系

人的个体的发育情况千变万化，一般来说，骨龄和实际年龄正负相差1岁是正常的范围，相差2岁属于偏早或者偏晚，但不一定是病态的，有可能孩子的发育特点就是如此。只要目前的身高跟骨龄基本是匹配的，预测的成年终身高也相对在正常范围，不用非得进行干预。

在这里，我给大家介绍几个常用的概念，可以帮助父母理解孩子的骨龄。

第一个概念是CA，指的是孩子的实际年龄。

第二个概念是BA，指的是骨头对应的年龄，也就是骨龄。

第三个概念是HA，指的是身高对应的年龄，这个可以根据孩子的身高百分位数值表进行判断。

在判断骨龄是不是有问题的时候，如果骨龄BA跟HA基本上相符，成年终身高不受明显影响的时候，不急于进行干预。

我们在前面说过，判断孩子是否还能长个儿，除了判断骨龄，最关键的还要看孩子的骨骺有没有闭合。

因为我们长高主要靠大长腿，也就是长骨，长骨末端就是骨骺，是生长发育时期的儿童特有的。在这个地方，软骨不断地让钙磷沉积、钙化，意味着骨头就不断地延长。我们如果打生长激素，其实就是作用在这个部位，让骨头快速地增长，让孩子长高。而一旦骨骺闭合，孩子就没办法再长个儿了。

导致骨骺闭合的，主要是性激素、雌激素和糖皮质激素。青春期开始，孩子会快速长个儿，软骨快速钙化，最终会导致孩子的骨骺闭合，闭合以后就没办法再长个儿了，就进入到了终身高。

发现孩子性早熟该怎么办

对于 8 ~ 14 岁的孩子而言，影响身高的一个主要因素，就是性早熟。大家也都比较关注性早熟这个话题，经常有父母急匆匆地来到门诊跟我说："潘大夫，我的孩子性早熟，赶紧帮忙治疗吧。"

一般遇到这种情况，我并不会一下子下结论，而是一步一步地进行判断。

首先，必须收集相关的信息，进行评估。要排除是不是有恶性病变，是不是分泌生殖激素的器官或者是促生殖激素分泌的器官长了肿瘤，这种类型的肿瘤往往恶性度比较高，如果没有查出来，贸然开始治疗，给孩子注射生长激素，那就相当于火上浇油。在生长激素的作用下，这些肿瘤会越长越大。所以，在进行诊断的时候，一定要警惕恶性疾病导致的性早熟，比如颅内下丘脑垂体区的肿瘤、盆腔分泌性激素的肿瘤等。

另外，还有一种比较常见的情况，是孩子甲状腺功能低下，引起促甲状腺激素释放增加。促甲状腺激素释放的同时，会促进性激素的分泌，也可能导致孩子出现性早熟。有的孩子，因为甲状腺功能低下，导致长个儿速度慢、记忆力下降，而同时又伴随着性早熟，等到被发现的时候，就会比同龄人矮很多。最近几年，小朋友出现甲状腺功能低下的年龄越来越小，有的甲减还很严重，要及时诊断、及时发现。

无论是肿瘤导致的性早熟，还是甲状腺功能低下导致的性早熟，都必须提前排除。

警惕假性性早熟

还有一种情况是假性性早熟。这种性早熟并不是孩子分泌了过多的性激素导致的，而是外缘性因素造成的。

比如给孩子不恰当地用药就会导致性早熟。年龄比较小的小朋友一般会用嘴去探索世界，尤其是那些红红绿绿的药丸，孩子觉得特别好看，就会往嘴巴里放。我见过孩子把避孕药当成糖果来吃，引起性早熟的情况。

再比如服用补品和保健品。有的孩子跟着老人喝补品，也不排除有的父母发现孩子长不了个儿，然后给吃补品的情况，补着补着麻烦就来了。并不是越贵的食品就对孩子越好，实际上最常见的食物就是最好的，只要均衡饮食，好好吃饭，问题就不大。

还有过度吃零食的危害，有的孩子吃了很多含有过量添加剂的零食，也会导致性早熟。

有的父母问，鸡肉能不能吃。这一点我专门调查过，也询问过一些食品工程师。其实，目前市面上的鸡是在长期的自然选择和人工选择下，保留下来的优质品种，它们本身的生长期也就 40 多天。如果饲养人员往饲料里添加激素，成本会增加很多，也并不一定会让鸡长得更快，所以我们不要过度担心吃鸡会引起性早熟的问题。

要均衡饮食，再好的食物也不要多吃，这才是我们饮食上最基本的原则。

对于性早熟的治疗

肿瘤引起的性早熟要针对肿瘤进行治疗。如果没有找到明确的性早熟原因，可以用 GnRHa，也就是促性腺激素释放激素的类似物，抑制性早熟。

如果孩子骨龄生长速度太快，终身高已经受损，可以在抑制性发育的情况下，给孩子更多的长个儿空间。一旦抑制了性发育，生长速度就会下降，这时可以用生长激素来促进和改善孩子的终身高。

当然，最终的治疗方案，必须由专业的大夫进行严格的检查、评估后决定，尽量在没有风险的情况下，进行相应的综合治疗，而且要进行3~6个月的密切随访，确保治疗的安全、有效。

发育太晚，怎样判断孩子是否有异常

女孩到了13岁，男孩到了16岁，没有出现青春发育迹象的孩子，叫晚长。

怎样判断是矮小还是晚长呢？

建议到门诊进行检查，让医生进行评估，排查孩子晚长的原因，看看是肾上腺激素缺乏，还是甲状腺功能低下，抑或其他方面的问题。

如果是体质性发育延迟，也就是说，孩子的晚长是遗传带来的，这跟他个人的体质有关，不一定有问题。这个时候，父母可以回忆一下，自己当年是否也发育得比较晚。孩子青春发育的启动时间，很大一部分遗传自父母，如果父母有晚长的情况，孩子也可能会有。我们可以再结合孩子的骨龄来进行判断，如果孩子的骨龄跟他目前的身高是相对应的，那就不需要进行特殊的治疗。只需要进行密切的观察检测，鼓励他多运动即可，到了时候，他的生长速度自己就会追上来。

我的一位博士研究生的课题就是体质性发育延迟的孩子终身高的问题。我们收集了北京协和医院内分泌科于1982—2002年的123例男性患者的病历，这些患者在16岁时都未出现青春发育的迹象。

根据临床诊断，我们筛选出了其中属于体质性发育延迟的病例，每3~24个月对他们进行一次随诊，对所有患者随访2~7年，结果发现，体质性发育延迟的患者，与正常发育的人终身高并没有显著差异。

也就是说，这部分孩子虽然晚长，但如果其他方面没问题，基本上都能长到一个中等偏上的个子。一般来讲，男生基本上能达到170厘米以上，女生很多也能达到 160 厘米以上。我还碰到过一个 22 岁才开始发育的男生，他的终身高也能达到理想值，这就是俗话讲的"二十三，蹿一蹿"。

间接干预：父母如何帮助青春期的孩子好好成长

最重要的是帮助孩子养成健康的生活习惯。

养成健康的生活习惯，对孩子长个儿是最重要的。父母除了密切地观察、监测孩子的生长发育情况，更重要的是增加合理的运动，加速孩子骨骼的发育。很遗憾，在我的门诊，80% 左右的父母都推托孩子学习忙没时间运动。我个人觉得，这是因为父母还没有认识到运动的重要性。无论孩子学习多忙，父母都有必要鼓励孩子进行运动，一天至少运动半小时是必须达到的。事实上，多运动之后，孩子的精力更旺盛，对学习时集中注意力也更有帮助。

此外，还要保证充足的睡眠，刺激生长激素的分泌。对于 8 ~ 14 岁的孩子来说，一般有两种情况会对孩子造成睡眠干扰，一是学习压力比较大，学业繁重；二是电子媒体的影响，孩子花越来越多的时间看屏幕，夜里睡眠质量受到严重影响，比如会抽动、多梦，甚至失眠。

最后，父母还应该多关注孩子的心理状态。青春期的孩子容易出现情绪波动，这个时候，要及时地发现，及时地进行疏导。最基本的原则就是建立顺畅的沟通渠道，不要一味地指责孩子，给孩子乱贴标签。这个时期的孩子可能会有些叛逆，喜欢跟父母对着来，父母要通过沟通，去了解孩子的内心。

这个时期，由于激素的分泌，孩子快速长个儿、快速发育，孩子对于自己生理上的各种变化，有时也是会比较惶恐不安的。我们要加强与孩子的沟通，跟孩子之间建立一种信任感，用共同的语言形成一个沟通的途径。妈妈要多观察女孩，爸爸多观察男孩，通过仔细地观察，及时发现问题，进行应对。在必要的情况下，也可以联系专业的心理咨询师进行咨询。

长高笔记

如果女孩在 8 岁之前，男孩在 9 岁之前，个子忽然长得特别快，家长要提高警惕，孩子可能出现了性早熟的问题，要带孩子去医院就诊，明确性早熟的原因。

如果孩子到了 13 岁之后，还没有出现快速长个儿的情况，就说明孩子属于晚长，我们要排查晚长的原因，看看是生理上的问题，还是体质性发育延迟导致的。

对于生理上的问题，要在医生的帮助下及时进行治疗；如果是体质性发育延迟，那么可以结合骨龄进行判断，一般来说，不会影响孩子的终身高。

亲子时间

检测孩子的身高发育情况，对照身高百分位数值表，找到孩子目前所处的位置，如果有异常的话，要去门诊及时排查。

孩子出现生长痛怎么办

经常有父母对我说："最近孩子腿特别疼，应该属于生长痛。我原来年轻的时候也痛过。"

对于生长痛，我建议父母不要妄下判断，因为造成孩子骨头疼的原因很多，并不一定就是生长痛。我们要排除一些严重的问题后，才能定性为生长痛。

我碰到过一个比较极端的例子。父母带着一个男孩来我的门诊，说孩子近期出现了生长痛，痛的程度越来越厉害。结果一检查，孩子长了骨肿瘤，最后只能截肢了。所以，是否为生长痛不能只靠"骨头疼"这一个标准进行判断，必要的时候，应该找大夫进行检查，排除一些其他问题，才能下生长痛的诊断。

为什么会出现生长痛

对于生长痛的原因，大部分的专家认为生长的速度过快，导致牵拉骨膜引起疼痛。骨膜里有非常丰富的神经，牵拉以后会引起骨膜的疼痛。在我的门诊，碰到孩子生长痛的情况很多。大部分是孩子在注射生长激素的过程中，一年长 10 厘米以上导致的。在我的患者里，最快的一年能长 24 厘米，快速拉高，自然会引起疼痛。

那么，父母怎样来辨别孩子是否出现了生长痛呢？

出现生长痛的一个典型特征，是孩子在晚上睡觉的时候，关节周围出现了疼痛，有的可能会连续一段时间，有的可能会隔一段时间再次出现。

时间频率上不一定有非常严格的规律性，它的表现还是以胀痛为主，有的是牵拉痛，像抽动性的疼痛是比较少见的。

比较容易跟生长痛混淆的是骨肿瘤，如果父母发现孩子疼得越来越厉害，就要尽快带孩子去骨科门诊进行检查。

另外就是青枝骨折。一般来说，青枝骨折没有明显的易位，所以从外观上很难判断。小朋友的安全意识比较差，运动的时候很容易出现摔伤，或者由于运动过量，导致骨骼受损。但因为小朋友骨骼的韧性比较好，所以不一定出现明显易位，这种情况我们就称为青枝骨折。所以，如果家长怀疑孩子出现了青枝骨折，应该及时去医院拍片子进行诊断。生长痛不是特别严重的症状，父母只要提高警惕，认识就可以了。

另外，还有一些疾病，比如关节炎、韧带拉伤，都会导致疼痛，需要专业的大夫进行检查来确诊。

最后，生长痛实际上是孩子在快速生长的过程中出现的一个正常的生理现象，不要太紧张，更重要的是鼓励孩子，通过户外运动的方式克服它。一般的生长痛都是间断性的，持续的时间都不会太长，很快就过去了，所以不用刻意地进行特殊的治疗，也不需要专门进行止痛。如果持续加重，那么一定要到专科门诊做进一步的检查，明确原因。

解决生长痛最有效的办法：补充钙和维生素 D

出现生长痛最重要的还是要注意补充钙和维生素 D。

现在大家都知道要给孩子补钙，但是补钙也是有方法的，不应该乱补。

很多家长为了给孩子补充各种微量元素，让孩子吃各种补品。我们在前面就说过，补品里可能有可以导致性早熟的成分，还有的产品本身就成分不明，会对小孩身体造成无法预测的伤害。所以，我不建议让孩子吃补品来补钙。

老人喜欢熬骨头汤给孩子补钙。我们做了检测之后，发现骨头汤里钙的含量甚至还不如自来水。为什么呢？因为在熬制骨头汤的时候，骨头里的离子钙溶不出来，孩子是没办法吸收的。有的孩子骨折以后，用骨头汤补钙，结果补着补着，血糖反而升高了。那是因为，骨头汤里的脂肪含量太高。

另外，吃肉补钙也不是一个好的选择，肉里蛋白质的含量更高。有的肉油脂的含量也不低，热量偏高，大量补充蛋白质实际上对于钙的吸收未必有帮助。想要从食物中获取钙质，最好的方式是喝牛奶，牛奶的钙含量非常丰富，也更加容易吸收。

另外，在补钙和维生素 D 的过程中，由于摄入热量太高，孩子体重增长太快、太猛，有的甚至达到肥胖的程度，导致整个关节的负担加重了，这就更容易加剧生长痛的临床症状。

孩子出现生长痛，大部分还跟维生素 D 的缺乏有关系。大部分孩子都吃钙片，量也不少，但我个人觉得单纯补充钙其实意义不大，因为没有维生素 D 的辅助作用，孩子对于这些钙也吸收不了。所以想要补钙，还是要以补充维生素 D 为主。人体内的维生素 D 主要来源于阳光照射，所以鼓励孩子经常接触阳光，经常进行户外活动是很有必要的。在运动之后，父母可以用按摩、热敷帮助孩子缓解疼痛。

另外在运动的时候也要注意，有的孩子一运动起来就很猛烈，比如快跑，这种运动其实属于无氧运动，会让孩子肌肉里的乳酸堆积，再引起肌肉疼痛。如果孩子此时本身就有生长痛，那么自然会感觉更难受。

长高笔记

生长痛是孩子在快速生长的过程中出现的以骨膜牵拉为主的疼痛。具体原因虽然不是很明确，但主要还是跟骨膜的牵拉有关系。一切生长痛都无须进行特殊治疗，对症处理、缓解即可。

家长可以适当地鼓励孩子多进行户外运动，多接受太阳光的照射，合成维生素 D，促进钙的吸收，也可以让孩子每天喝牛奶，补充钙。

如果孩子痛感强烈，而且越来越严重，必须带孩子到门诊做进一步的咨询，排除恶性疾病导致的疼痛，两者不可混淆。

亲子时间

继续监测孩子的身高、体重的增长速度，如果出现异常的疼痛，要记住它出现的时间，在什么情况下出现。如果疼痛比较明显，持续疼痛的话，要及时就医，寻求专业人士的帮助。

青春期，如何进行营养管理

经常有父母带着孩子来跟我抱怨，说孩子又瘦又小，是班里最矮的。

也有的父母说孩子只长肉，不长个儿。

这两种情况，基本上都是孩子饮食不健康导致的。接下来我们主要来介绍，8~14岁的孩子应该如何健康地进食，如何养成健康的饮食习惯。

早餐怎么吃有助于长高

中小学生里有很多小朋友容易成为早餐的逃兵。据调查，规律地吃早餐的学生，也就70%左右。长期不吃早餐的危害很多，第一是容易发胖，第二是容易引发各种代谢性疾病。研究发现，长期不吃早餐的孩子，患上高胆固醇、高脂血症的风险要远远高于每天吃早餐的孩子。另外，无论是大人还是小朋友，不吃早餐还容易引发胆结石。

小朋友不吃早餐的理由往往很奇葩，有的孩子甚至告诉我是为了减肥。

其实，无论从营养角度还是医学角度来看，都应该吃"大早餐"，也就是早餐一定不能凑合。但生活中，我们往往是反着来的，早餐凑合，午餐能简单则简单，晚上吃大餐。这种饮食习惯与健康的饮食规律背道而驰。

那么，早餐应该怎么吃呢？给大家一些建议。

1. 早餐要营养均衡。建议谷薯类、肉蛋类、奶豆类、果蔬类至少含有三种。

2. 早餐不宜烹饪过度，尤其要避免油炸。油炸食品特别难以消化，而且刺激肠胃，有可能会导致胃溃疡。

3. 高脂肪的食物也不要选择，这会令消化时间变长，造成大脑缺氧，整体上影响学习。

4. 早餐别忘了喝豆浆或牛奶。

青少年早餐食物选择建议

宜营养均衡	谷薯类 / 肉蛋类 / 奶豆类 / 果蔬类 至少有三种
避免油炸食品	1. 油炸食品难消化，刺激肠胃易导致溃疡 2. 高脂肪食物令消化时间变长，造成大脑缺氧，影响学习

豆浆和牛奶，是优质的早餐饮品

豆浆是我国的传统饮品。据传，2000 多年前，西汉孝子淮南王刘安在母亲患病期间，每日用泡好的黄豆磨成豆浆给母亲饮用，刘母之病遂逐渐好转，豆浆也随之传入民间。

豆蛋白的确是人体所需要的优质蛋白质，富含钙、钾、维生素 E 等。维生素 E 是抗衰老的良方。尤其值得一提的是植物异黄酮，随着老龄化社会的到来，骨质疏松成了一种常见病、多发病，植物异黄酮能延缓骨质疏松，降低骨质疏松的发病率。

在门诊，很多父母问到底是喝豆浆好还是喝牛奶好。喝牛奶的好处也不少，牛奶中钙的含量相当高，也富含维生素 D，是优质钙的主要来源。

在西方的中世纪时期，技术水平还比较低，没有非常成熟的消毒保存的手段，饮用变质的牛奶容易导致各种各样的疾病，甚至死亡。到了 19 世纪，随着科学保存技术、消毒技术的成熟，牛奶的饮用就越来越安全了。

4 ~ 10 岁的孩子，每天钙的摄入量约为 800 毫克；11 ~ 17 岁的孩子，钙的摄入量约为 1000 毫克。所以 4 ~ 10 岁的孩子，我们推荐每天饮用牛奶 300 ~ 350 毫升，11 ~ 17 岁的孩子每天饮用 250 毫升。

在牛奶的选择上，最合适的是纯牛奶。很多父母可能会给孩子喝高钙奶、强化奶，其实它们跟纯牛奶在营养成分上并没有显著性的差别，所以喝一般的普通纯牛奶就够了。

另外，也可以适当地喝一些酸奶，酸奶可以帮助孩子补充益生菌，对孩子的消化系统很有帮助。尤其在中国，乳糖不耐受的孩子非常多，也因此酸奶更适合。

但是在饮用酸奶的时候要注意，不建议喝合成的酸奶，也不建议喝加了很多调味品、糖分太高的酸奶，如果有条件的话，最好是自己在家里做自制酸奶。

另外，有很多乳制品饮料，比如酸酸乳之类，家长如果不注意，可能会用它来代替酸奶。事实上，乳制品饮料并不是酸奶，它的含糖量极高，添加剂也非常多，营养成分完全比不上酸奶，所以建议大家不要喝含乳制品的饮料。

早餐要吃对时间

早餐的最佳时间是 6：30 ~ 8：30。对中国的孩子来说，6：30 ~ 7：30 为好，毕竟 7：50 都得上学了，有的学校还可能更早一些。

用餐的时间不宜太长，15 ~ 20 分钟为宜，要帮刚上小学的孩子养成规律。有的孩子注意力不集中，喜欢一边玩一边吃，时间久了对进食不利。

还有的孩子吃得特别快，着急上学，狼吞虎咽。这样的弊端有三个。

第一，食物温度太高，容易烫伤食道。

第二，吃得太快，长胖的概率就要明显增高。

我个人就是典型案例。我刚到北京协和医院工作的时候大概是 25 年前，身高是 177 厘米，体重是 60 千克，还算偏瘦。后来因为工作特别忙，根本就没有时间好好吃饭，基本上一顿饭 3 ~ 5 分钟就能解决，发胖几乎是很迅速的，结果导致我体重猛增。

第三，吃得太快，胃肠道的负担会明显加重，将来孩子出现胃肠道疾病、食道反流的风险都会增加。

午饭应该怎样吃

下表是对孩子食物的建议摄入量。

食物摄入量建议

类别	单位	儿童少年（岁）		
		7 +	11 +	14 +
蔬菜	（克/日）	300	400 ~ 500	450 ~ 550
	（份/日）	3	4 ~ 4.5	4.5 ~ 5
水果	（克/日）	150 ~ 200	200 ~ 300	300 ~ 350
	（份/日）	1.5 ~ 2	2 ~ 3	3 ~ 3.5
大豆	（克/周）	105	105	105 ~ 175
	（份/周）	4	4	4 ~ 7
畜禽肉	（克/日）	40	50	50 ~ 75
	（份/周）	5.5	7	7 ~ 10.5

续表

类别	单位	儿童少年（岁）		
		7 +	11 +	14 +
水产类	（克/日）	40	50	50 ~ 75
	（份/周）	5.5	7	7 ~ 10.5
谷物类	（克/日）	150 ~ 200	225 ~ 250	250 ~ 300
	（份/日）	3 ~ 4	4 ~ 4.5	5 ~ 6

孩子对食物的摄入量要逐步地根据年龄增加，包括蔬菜、水果、大豆、畜禽肉、水产类、谷物类等。

可以把这些必须摄取的食物，按照一定的量均摊。比如每周分为2份、4份、7份等，通过保证食物的多样性，有机地进行搭配。尤其要注意增加蔬菜、水果的量，来确保孩子摄入足够的纤维。如果这个时期的孩子养成了"肉食动物"的习惯，只爱吃肉类，那么除了会因为营养不均衡导致维生素摄取不足之外，还很容易出现便秘等一系列的问题。

各类食物建议食用方法

对于所有的食物，都应该尽量保证食物本身的营养，不必进行过于复杂的处理。给大家提一些简单的建议。

1. 烹饪方式，建议以煮、蒸、清炒为佳，要求是低油、低盐，帮孩子养成低油、低脂、低糖、低盐的饮食习惯。

2. 蔬菜尽量以蒸煮为主，过度的烹饪会导致营养素的流失。另外，蔬菜越新鲜越好，尽量少吃腌菜、酱菜等。

3. 在肉禽鱼的选择上，建议优先选择鱼和禽类。鱼的烹饪方式，最推荐的是清蒸，能减少营养素的流失。

4. 8~14 岁属于快速长个儿期，孩子容易出现缺铁性贫血，所以不妨让孩子适量食用深红色的动物内脏。这类食物富含铁元素和维生素 A，不仅有助于预防缺铁性贫血，还能帮助孩子改善视力。动物内脏，建议用简单的方式炒熟就可以。

5. 对于谷薯类的食物，我们一般是要求每一餐都适量摄入。当然，中国的饮食方式可能还是以大米饭作为主食的比较多，我建议在大米饭中增加一些粗粮，比如玉米、豆类、燕麦等。

6. 薯类的食物也可以作为主食进行补充。薯类对于改善孩子的饮食结构是有帮助的，我们可以通过多样化的方式来保证孩子接受各类营养。可以把薯类作为主食，也可以当作菜肴，还可以做成零食，只是不要通过煎、炸、烤这种过度的处理方式即可。

另外，对于双职工家庭来说，孩子大多在学校的食堂就餐，父母要及时地记录孩子的进食情况，尽量提醒孩子不能偏食、节食，也不要暴饮暴食，不要养成对某一种单一食物的特殊爱好。如果孩子挑食，不吃菜只吃肉，很容易发胖，增高脊柱软骨损伤的概率。有的孩子不吃肉只吃菜，这样的孩子往往比较瘦小，营养不足，导致长不高。

孩子有各种特殊的饮食偏好，比如只爱吃薯片、方便面等，这都会导致营养不均衡。一旦失衡，就会导致他整体的抗病能力变差。我还见过一些孩子，从不喝白开水，只喝可乐，每天一定要喝 1~2 瓶可乐。有的孩子运动完之后，半分钟就能灌下一整瓶可乐。结果是什么呢？孩子养成了对含糖碳酸饮料的偏好，就很难戒掉了。可乐的含糖量超乎我们的想象（每 500 毫升的可乐，大约含糖 50 克），过度摄入糖分，孩子很容易发胖，而发胖本身就容易导致性早熟。

我见过一个孩子，来到门诊就诊的时候，自己已经没办法好好走路了，因为太胖，导致脊柱、骨骼的负担太重了。一问才得知他从小到大都只喝可乐，不喝水。

现在的生活方式很便捷，大家可能都习惯点外卖。如果实在没时间做饭，必须吃外卖、快餐，那一定要注意避开高脂、高糖、高油、高盐类的食物，多选择健康一些的外卖。

另外，如果午餐摄取的热量比较高，那么其他的餐次就应该主动地减少主食和肉类的摄入。父母要加强对孩子的进食情况的监控，了解存在的问题以及失衡的倾向，及时地引导孩子进行调整。

晚餐怎么吃

对于晚餐，要注意一些基本的原则。

1. 晚餐的时间建议早一些。晚上 6 ~ 7 点吃晚餐最好，这个时候离睡觉还有 3 小时左右，能确保孩子在入睡之前就把食物消化得差不多了。

2. 晚餐的量要适当地控制，要吃得少一些，口味清淡一些，因为吃多了以后，会影响孩子夜里的睡眠质量。

3. 晚餐拒绝重口味。如果吃得太咸了，有的孩子晚上喝水喝多了可能会尿床，或者频繁起夜上厕所，也会影响他的睡眠质量。首先，油的摄入量一天要控制在 25 ~ 30 克，盐的摄入量要少于 6 克。另外，孩子的消化道一般比较脆弱，辛辣、生冷的刺激性食物也应该尽量避免，孩子的饮食习惯还是要尽量跟成人有所区别。

4. 这个阶段的孩子处于快速长个儿的时期，对于营养的需求比较高，也很容易感到饥饿。有时候吃完晚饭没一会儿就饿了，即使这种情况下，我也不建议孩子吃夜宵，更不能吃太多高热量的食物，可以让孩子喝一些牛奶，作为补充。

5. 饮食一定要有度。有的孩子住校，父母觉得孩子在学校吃不好，等孩子周末回到家之后，就忽然给孩子"大补一顿"，结果孩子暴饮暴食，加重肠胃负担，引起积食、恶心、呕吐，周一甚至都没办法去学校上课了。所以，在节假日，孩子还是要像平时一样正常饮食，不需要刻意大补。

孩子能吃零食吗

对于 8～14 岁的孩子来说，可能大部分时间都不在父母身边，父母对于孩子零食的控制很难特别严格。

但是，我们还是可以在合理的范围内，引导孩子正确地吃零食。我个人建议，只要我们科学合理地选择，还是可以适量吃零食的。

比如，可以吃新鲜的水果、坚果等，不建议给孩子吃太多的果脯、果干、水果罐头。

饿了可以吃馒头和面包，尽量减少膨化食品的摄入，比如爆米花、虾条之类。少吃油炸食品，比如油条、麻花等。

如果要吃鱼，建议大家以鲜鱼制品蒸煮为主，不要吃鱼的腌制品。

很多父母可能会觉得，一味地要求低油、低脂，小朋友会吃不下，毕竟高油、高脂的食物都比较香。对于煎、烤、炸出来的食物，孩子很难抵挡诱惑。

在这种情况下，我建议父母慢慢帮助孩子，降低他吃垃圾食品的频率。

"千里之堤，溃于蚁穴"，小朋友先是一个月一次，然后一个星期吃一次，后来越来越频繁，就失控了。所以父母要适当地加以控制，不妨让孩子慢慢适应健康食物的口感，久而久之，习惯了清淡的味道，很自然地就不再想吃那些重口味的东西了。

长高笔记

掌握孩子的就餐原则：均衡饮食，少食多餐，不要暴饮暴食。

亲子时间

请带着孩子去逛超市，认识营养标签。这会让孩子学会管理自己的饮食习惯，建立自己的食谱。让孩子亲自参与，才能真正提高他的自控力。

现在食品的营养成分表都是要强制标识的。以饼干为例，所含能量、蛋白质、脂肪、糖类、钠、维生素等，都是有具体含量标识的。可以尽量选择高蛋白质、高钙、维生素丰富的食物。

经常给孩子灌输一些营养方面的知识，比如告诉孩子，钙是骨骼、牙齿的主要成分，想要个子高，必须在饮食中注意钙的补充。让孩子了解这些信息，增加他对健康方面的认识，告诉他哪些是高热量的饮食，为什么不能吃高油、高盐、高糖的食物等，让他在筛选食物的时候，有这方面的意识。帮助孩子把低油、低脂、低盐的饮食习惯长期地坚持下来。

如何保证优质的睡眠，让孩子长得更高

熬夜不仅是现在很多成人的毛病，孩子也好像被"传染"了。很多父母到门诊来抱怨，说孩子像"夜猫子"，一到晚上就精神百倍，又是玩手机，又是看电视，就是不想睡觉。

而小朋友养成熬夜的习惯，最大的后果是引起生长障碍。睡眠不好会诱发一些潜在的疾病，有研究发现，经常熬夜会引起人们肠道菌群的异常，最后引起整个代谢的紊乱，无论是大人还是孩子，都很容易发胖。

所以我在门诊给孩子们写病历时，无论什么情况，总会叮嘱一句：一定要保证优质的睡眠。

8 ~ 14 岁的孩子会更加贪玩，学习压力也会更大，但是在快速成长的过程中，父母还是需要督促孩子养成健康的睡眠习惯。

夜间睡眠是发育的关键

我见过很多孩子，由于长期玩电脑、玩手机，严重睡眠不足，14 岁才150 厘米左右，明显矮于同龄孩子。我在门诊，几乎每天都遇到这样的孩子。

所以，养成良好的睡眠习惯是很重要的。

优质的睡眠不仅能保证孩子体内分泌更多的生长激素，还能保证孩子有充沛的体力。孩子的食欲比较好，消化吸收也会好，肌肉充分松弛以后有利于骨骼和关节的生长，所以总体上通过我们夜间优质的睡眠，能让孩子更好地长高。

睡眠不足，会抑制孩子的长高，引起生长障碍，同时，还会诱发潜在的疾病，引起肠道菌群的紊乱，导致孩子整体代谢的异常，让孩子发胖。另外，睡眠不足还会影响到脑细胞的发育，导致孩子记忆力下降，学习成绩受影响。

我们还是以下面这张图来进行说明。

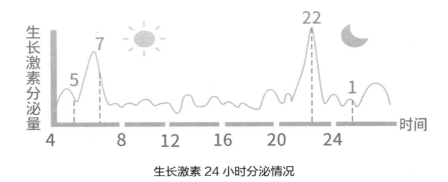

生长激素 24 小时分泌情况

与我们生长有关系的生长激素的分泌，在晚上 10 点是一个高峰。晚上 10 点~凌晨 1 点，孩子睡得越香，生长激素分泌的脉冲频率越会增加，整体生长激素的分泌量会达到一天的巅峰。

另外一个高峰就是早上 5~7 点。这个时间，我们要为起床做准备，起床前人体的应激反应也会引起生长激素的大量分泌。

要想让孩子正常地长个儿，就必须在规定的时间里，处于良好的睡眠状态。

早上 5~7 点，是生长激素分泌的小高峰，这就说明，早上并不是起床越早越好。另外，自然醒对于孩子们来说是个奢望，当然如果在周末的话，提早醒来之后，也尽量不要睡回笼觉。因为过了 7 点，对于生长激素的分泌来说并没有正面的影响，白天睡太久，还会影响正常的睡眠时间。

很多父母会为孩子该不该午睡的问题纠结，事实上，从生理角度来讲，中午生长激素分泌偏低，即便午睡，对于生长激素总体的分泌量的影响并不大。一般来说累就睡，不累就不睡。

午睡最好在饭后半小时，不要一吃完饭就午休，因为这会影响孩子的消化。午睡的时间也要控制，并不是睡得越久就越好。午睡属于短时间的休整，10~20 分钟为佳，原则上不应该超过半小时。一般来说，午睡的时间越长就越累。我们大人也是一样的，你会发现，当你午睡超过 1 小时，可能整个下午都会浑身不舒服。午睡时间一长，晚上可能就没办法好好睡觉了，会影响到整晚的睡眠质量，得不偿失。

晚上 10 点~凌晨 1 点，是生长激素分泌的高峰期。这个时间，生长激素的分泌无论是频率还是幅度，都明显高于其他时间，所以，我们一般建议在晚上 9 点准备入睡，10 点必须进入深睡眠状态。

如果孩子确实没办法在 9 点准时上床睡觉，也可以推迟到 9 点半，其实

9 点和 9 点半没有本质上的差别，我认为更重要的是保证睡眠的质量，睡的时间越长，并不代表睡眠质量越好。

补充一点，这个时间的生长激素分泌高峰对我们的生长意义重大，以至于我们给孩子补充生长激素，都是在晚上睡觉前，也就是八九点钟进行注射。这也是为了模拟这个生长激素的高峰，在这个时间段使用生长激素治疗的效果是最好的。

8 ~ 17 岁的孩子，推荐的睡眠时间根据不同的年龄是不一样的。一般来讲，8 ~ 13 岁的孩子，推荐的睡眠时间是 9 ~ 11 小时；不足 7 小时，超过 12 小时都不推荐。

14 ~ 17 岁的孩子，睡眠时间基本稳定在 8 ~ 10 小时，也不主张小于 7 小时，或者超过 11 小时。

8 ~ 17 岁孩子推荐睡眠时间

年龄（岁）	推荐睡眠时间	不推荐睡眠时间
8 ~ 13	9 ~ 11 小时	不足 7 小时 超过 12 小时
14 ~ 17	8 ~ 10 小时	不足 7 小时 超过 11 小时

要想让孩子规律地睡眠，不必让孩子星期六、星期天睡懒觉，这种"补觉"是徒劳的，建议大家用一种更积极的生活方式来保障睡眠质量，让孩子能尽快地恢复。孩子在星期六、星期天应该做一些周一到周五没时间做的运动，比如快走、慢跑、跳绳、踢球……通过运动，孩子体内会分泌更多的内啡肽，让孩子精神愉悦，减轻疲乏感，睡眠质量也会更好。

"一觉睡到天亮"的三个方法

介绍三个让孩子一觉睡到天亮的方法。

1. 要清除各种影响睡眠障碍的因素。

2. 要减少睡觉前的不良刺激。

3. 要养成一个良好的作息习惯，避免出现作息紊乱的问题。

如何挑选床垫、枕头

要减少睡眠障碍，首先要选择合适的床垫。有些席梦思特别软，容易让孩子整个身体下陷，脊柱处于被动弯曲状态，不利于身体的生长。

夜里的姿态不好，整体承重上会失衡，尤其会影响脊柱、臀部，时间久了，全身的肌肉酸疼，甚至第二天的活动和学习都会受到影响。

要选择什么样的床垫呢？最好是弹簧、乳胶、记忆泡沫等床垫，帮助孩子更好地在睡眠中得到放松。

另外，还要挑选合适的枕头，枕头不适合，会影响到孩子头颈部的发育，也会影响到大脑的血供，影响睡眠质量。

对于 8 ~ 14 岁的孩子来说，枕头的高度根据孩子颈部定制，宽度与头长相同，长度要大于两肩的宽度。

减少睡眠刺激

睡眠刺激分为三个方面：第一，光刺激；第二，精神刺激；第三，消化道刺激。

其中，减少精神刺激、消化道刺激的方法和 3 ~ 7 岁部分相似。但 8 ~ 14 岁的孩子，可能很多都已经学会用手机、电脑了，有的孩子还会在晚上打游戏，这样肯定会影响睡眠。所以，我会重点介绍如何减少光刺激。

一、减少暴露于电子屏幕前的时间，减少光刺激

减少小孩暴露于屏幕之前的刺激，包括电视、电脑、手机。

睡觉前 1～2 小时要关电视，为了让孩子尽快地进入睡眠状态。8～14 岁的孩子，我们还是可以适当地用小夜灯先过渡一下，孩子睡着了再把灯关掉。很多孩子习惯开灯睡觉，这会增加孩子出现性早熟的风险。

假期的时候，如果爸妈都不在家里，小孩可以玩一整天。而大量研究发现，当孩子玩游戏的时间超过 16 小时的时候，夜里出现抽动、踢被子的频率就会明显增加，甚至会引起癫痫发作。

举个例子，1997 年，英国一个 14 岁的孩子因长时间玩电子游戏，当场引发癫痫症，抢救无效而死亡。经过法医鉴定，确认孩子猝死与长期玩电子游戏有关。游戏机诱发癫痫病的直接原因是高频闪光，当游戏机屏幕闪烁不定的高频光线长时间刺激脑细胞时，就会造成脑电路超载，导致神经活动失常，从而诱发癫痫。

另外，长期接触电子产品，孩子肥胖的概率也会增高。研究发现，孩子看电视的时间如果每天大于 3 小时，那么肥胖的概率比每天只看 1 小时电视的孩子高出近 8 倍。一方面，孩子在看电视的时候，一般会长时间坐着不动，身体能量的消耗自然少了。另一方面，大家现在都习惯边看电视，边吃零食，在无形之中就摄取了更多不必要的热量，孩子长胖的概率也会增高。

所以一定要控制孩子看电视、看手机、看电脑的时间。

二、减少精神刺激

不宜在睡前进行激烈的运动，如果太晚运动，孩子心跳加快，比较兴奋，就不太容易入睡。

还要避免情绪波动过大，睡前不要训孩子。如果孩子情绪波动比较大，这样也不容易入睡。这个时期的孩子容易心事重重，可能直到半夜都无法进入睡眠状态。

三、减少消化刺激

睡前吃得太多，会导致难消化、难入眠。所以晚餐不宜吃得太晚，8点以后就不要再进餐了。晚餐最好也不要吃太多，一般吃个七八分饱就可以了。

不要吃夜宵。如果晚上吃得过饱，睡前吃甜食，一是会增加饱腹感，二是容易引起食道反流，都会影响到孩子的睡眠质量。

另外，睡前尽量也不要喝太多水和饮料。还有一个典型的情况就是有些孩子尿量明显增多，比如一天超过3000毫升或4000毫升，这叫尿崩。最大的问题就是喝水量增多，导致晚上频繁地上厕所，睡眠时间被严重剥夺。喝水过量，不仅会导致电解质紊乱，最重要的是影响睡眠，导致孩子无法正常地分泌生长激素，个子肯定很难比得上同龄人。

如何养成良好的作息，调整生物钟

父母有个误区，觉得孩子好不容易周末有个休息的时间，那么让他好好地睡觉吧，星期天在家里一睡十几小时，觉得这样能把觉补回来，但是实际上我们会发现，孩子往往是越睡越累、越睡越乏。

生长激素是有一定的分泌规律的，改变生物钟对改善生长激素的分泌一点儿好处都没有，这对长高是无益的。所以，平时学习再累，周末也不用补觉，最好是用一些积极的方式来进行改善。比如我前面说的，进行户外运动，或者一家人去逛逛公园，不要宅在家里睡觉。

尽量让孩子进入良性循环，这样更加有利于孩子提高睡眠质量。

科学管理时间，早睡早起

父母首先要带头规律休息，如果自己不好好地规律作息，那么怎么能要求孩子养成规律作息的习惯呢？孩子肯定会说："凭什么你自己都熬夜，却要求我这么早就睡觉呢？"

另外，在这个年龄段的孩子，普遍作业都很多，所以从小培养孩子时间管理的能力是很重要的，比如写作业不拖沓、注意力要集中。我经常跟父母们说，磨刀不误砍柴工，让孩子适度地出去活动 15 分钟，进行适量的有氧运动，对于改善脑供氧、改善脑的状态、提高学习效率是非常有帮助的。让脑子休息一下，孩子注意力会更集中，学习效率会更高，做作业会更快，睡眠也会更好。

相反，做作业做得太晚了，会导致时间管理出现问题，孩子注意力老是不集中，整体效率并不高，还会影响孩子的睡眠时间。睡眠时间不够，孩子第二天做作业还是会注意力不集中，这是一个恶性循环。

孩子的睡眠坏习惯需注意

1. 打鼾。很多孩子都容易出现腺样体肥大，就是咽腔后面的淋巴结肥大。腺样体肥大以后，会引起咽腔狭窄，进而出现打鼾。一般来说，只要不出现像吹哨一样的剧烈鼾声，就不会影响孩子长个儿。当然，如果孩子长期打鼾，父母还是应该带孩子去医院呼吸科做检查，以防严重打鼾造成孩子睡眠时缺氧。

2. 睡觉抽动、夜里频繁醒来。孩子夜里总是醒，也得找找原因，到底是因为什么问题引起的。是不是孩子学习压力太大，或者心理上有其他问题，又或者是孩子睡觉前喝了太多水，导致他要不断地起床上厕所。

3. 张嘴呼吸。张着嘴睡觉会影响到孩子的牙齿、颌面的发育，甚至会影响孩子以后的容貌。所以，一定要及时检查，进行评估，采取针对性的措施。

长高笔记

睡眠不好会影响整体的生长激素的分泌，从而影响到孩子长个儿。

采取一种积极的策略，帮助孩子通过运动来改善整体的睡眠质量，而不是通过补回笼觉、赖床，那样反而会越睡越累。

亲子时间

跟孩子一起早睡早起。

孩子学业繁忙，如何利用碎片时间高效运动

不运动的孩子由于抵抗力低下，所以更容易生病，一生病肯定会影响到长个儿。另外，运动对孩子骨骼的发育有着显著的正面作用，很多科学研究证实，不运动的孩子比运动的孩子要矮 2~3 厘米。

所以，鼓励孩子进行适当的运动，对于改善身高有着很重要的意义。

运动促进长个儿的科学性

运动是怎样帮助孩子快速长个儿的呢？至少有下面这些原因。

1. 运动能够促进生长激素的分泌，尤其是有氧运动。充足的有氧运动能显著刺激垂体分泌更多的生长激素，来保证孩子快速长个儿。

2. 运动完了以后，孩子的体内会产生足量的内啡肽。内啡肽是让我们觉得非常愉悦的一种激素，也能够促进我们的睡眠，改善睡眠质量，更好地达到生长激素分泌的高峰。

3. 运动还能促进血液循环，增加骨的血液供应。骨的血液供应好了以后，会得到更多的养分和氧气，软骨细胞的生长就会加速。另外，通过合理

的锻炼，孩子的心肺功能会得到明显的改善，身体会更加强壮。

4.运动能够改善骨骼的质量，让管状骨变长，同时让骨骼的横径增宽、骨髓腔增大，能容纳更多的血细胞，来改善整体骨骼的供氧以及养分的供应。

5.运动能够让骨重量增加，同时让骨皮质增厚、骨密度增加，避免老了以后得骨质疏松。

怎样运动利于骨骼生长

要想促进长个儿，就需要适度地挤压软骨板。

所以，涉及的运动应该是长时间、不间断、有节奏的运动。

可促进骨骼生长的运动

弹跳类	伸展类	全身类
跳绳 跳远	单杠 体操 仰卧起坐	游泳 球类运动

对于8~14岁的孩子来说，可以运动的种类很丰富。我一般推荐的运动是弹跳类的运动，比如跳绳、跳远等。也可以选择伸展类的运动，比如单杠、体操、仰卧起坐等。

另外，全身性的运动也是很合适的，比如游泳、球类运动等。

孩子平时学习都特别忙，利用碎片时间可以让孩子养成运动的习惯。

我推荐跳绳，它非常简单，易上手，容易坚持，而对于手脚的协调、感觉的统和非常有帮助，对于孩子的智力发育也有辅助作用。

跳绳是相对来说容易实施的，随便找个地方跳上20分钟就可以了。

运动的时候，一定要注意循序渐进。拿跳绳来说，可以在第一周每天只跳 100 个；第二周增加到 200 个；第三周增加到 400 个。循序渐进不仅可以慢慢引导孩子爱上运动，也能让孩子的身体逐步适应运动的节奏。

孩子碎片时间推荐运动

运动	原因	规划
跳绳	1. 简单易上手 2. 容易坚持 3. 促进手脚协调 4. 改善智力发育	第一周 100 个 / 天 第二周 200 个 / 天 第三周 400 个 / 天 第四周 800 ~ 1000 个 / 天
跳远	1. 锻炼下肢腰腹力量 2. 增强弹跳能力	根据孩子体质做 7 ~ 10 次，中间适当休息

另外，一定要注意做好热身，防止拉伤，动作也不要一下子太猛。再比如跳远，它的优势是锻炼下肢腰腹的力量，增强弹跳能力。那么我们可以根据孩子的体质，分为 7 ~ 10 次 / 组，每组中间适当地休息 5 分钟。或者，也可以跟跳绳、快走、慢跑等结合在一起。总之，一定要循序渐进，防止运动损伤。

周末运动关键词：晒太阳

周末是孩子运动的黄金时间，建议适度增加全身的运动，或者让孩子去参加团队的运动——一方面有利于全身骨骼的生长；另一方面有利于培养孩子的团队精神，帮助孩子实现个性化发展。

我特别提倡户外运动，因为阳光的照射可以促进我们体内合成更多的维生素 D，而维生素 D 能促进钙的吸收，对于维持骨骼的健康非常有帮助。所以，比起室内运动，室外运动更适合小朋友。

有父母问我："孩子每周都有体育课，还需要再运动吗？"

每周体育课也就上 2~3 次，这个频率是不够的。建议适度地增加运动的频次，一周至少 6 次，一次半小时，来充分挖掘孩子的生长潜能。

户外运动的时间，春秋季可以从上午 9 点开始，夏季从 8 点开始，冬季从 9~10 点开始比较合适。全年下午 4~5 点是比较适宜的，尽量要避开上午 10 点~下午 3 点进行户外运动，因为这时的紫外线太强了，容易造成中暑、晒伤。

在晒太阳的时候，最好选空旷的、没有高楼遮挡的树荫下。一般来说，以最日常的穿搭为主，皮肤暴露的面积要尽量大，没有必要穿防晒衣服，也不用涂防晒霜，也不用戴墨镜，可以戴一个有帽檐的帽子，防止阳光直射眼睛即可。

晒太阳的适宜时间

春秋季	9：00 左右
夏季	8：00 左右
冬季	9：00 ~ 10：00 左右
全年	16：00 ~ 17：00 均适宜 避免 10：00 ~ 15：00

假期运动要适量适度

要在寒暑假适度地增加孩子运动的频次。

每周 4~5 次，每次 30~45 分钟，年龄稍大的孩子，可以增加到 60 分钟。

不能三天打鱼，两天晒网，如果不长期坚持，孩子的受益会打折扣，还容易导致运动受伤。

我见过这样的例子，有个男孩来到门诊，经过评估后，我认为他的运动量不够，就给他开了运动处方，让他试着跳绳、跑步。结果大概一个星期以后，我又在急诊室遇到他了，原来，这个男孩打篮球的时候，一开始动作太大，还没练两下就骨折了。为什么他会骨折呢？因为长期不动，他的骨骼不够强壮，如果一开始运动过度，就很容易受伤。

所以，运动一定要坚持，不要中断。另外，也不能一下子太剧烈。小朋友运动的时间不要过长，开始在 30 分钟左右就够了，适应之后，再慢慢增加到 60 分钟。时间太长，容易肌肉劳损，甚至骨骼、肌肉的营养供给都会受阻，也会影响孩子对运动的积极性。

强度不宜过大，有的父母一上来就是马拉松，或者进行力量训练，孩子呼吸跟不上，容易大脑缺氧。还有的孩子十几岁就开始进行力量训练，结果力量太大了以后，容易引起关节软骨板损害。我们之前经常提到，关节软骨板对长高有着决定性的作用，如果受伤了，反而会影响孩子的终身高。

跳绳也是如此，有的孩子一上来就跳 5 分钟，200 个 / 分，或者连续跳 1000 个，膝关节、韧带、软骨板，都有可能受伤。

易使孩子受伤的运动

时间过长	初期 > 30 分钟	肌肉受伤
	后期 > 60 分钟	骨骼 / 肌肉营养供给受阻
强度过大	马拉松	骨骼提前骨化，停止长个儿
	力量训练	呼吸跟不上，大脑缺氧
	掰手腕	损伤肌肉 / 韧带
速度过快	跳绳 1000 个 /5 分钟	损伤膝关节

孩子不喜欢运动怎么办

有的父母会面临一个挑战，就是孩子不爱运动。那么，怎么让孩子爱上运动呢？这个需要父母不断地开脑洞，不断地探索，与孩子沟通，找到孩子的兴趣点。

父母可以通过比赛、交流等活动，给孩子买漂亮的运动服、运动鞋等帮孩子建立对运动的仪式感。

我个人觉得还是要求父母想办法陪孩子运动，如果爸爸妈妈整天躺在沙发上看电视，吃垃圾食品，指望孩子能成为一个健康的、热爱运动的阳光少年，也是不太现实的。

最好是全家一起参加运动。我在国外学习的时候，体会特别大的一点就是，国外的很多家庭，到 5 点下班以后，基本上一家人会趁着日落前一起玩，进行全家的团队运动，这对于培养孩子运动的积极性是很有帮助的。

最后，孩子对于运动的热情都是一点点地激发出来的。很多父母跟我说，自己的孩子没有什么运动天赋，什么运动都不会。事实上，没有哪个孩子天生就会运动，我女儿兔兔刚开始学跳绳的时候，只会先把绳子甩到前面去，自己再蹦过去。慢慢地，她忽然就能连起来跳了，这都是练出来的。

长高笔记

制订一个科学合理的运动计划。最重要的一点是，父母要陪着孩子一起运动，帮助孩子建立一个健康的运动习惯，让孩子受益终身。

亲子时间

请大家备一个本子，或者是准备好表格，记录孩子每天的运动种类和时长，而且这个活动必须让孩子亲自参加，也就是让他自己来记录。因为只有这样，他才会有目标，有成就感。久而久之，才能帮助孩子改变行为习惯，让孩子真正地爱上运动。

过胖和过瘦都会影响长高，如何进行调整

孩子的成长过程是一个非常复杂的"综合性工程"，这个工程中可能会出现各种状况。比如有的孩子只长肉不长个儿；有的孩子吃饭吃不好，长不高；有的孩子是含胸驼背，姿态不挺拔；有的孩子因为长得太快，营养没跟上，身体状态差，骨骼质量差。

作为父母，一定不要只盯着"长高"这一个目标。我们追求的不是单纯地长个儿，而是健康、快乐地长个儿。

所以，我们要找到孩子在生长发育过程中遇到的各种问题背后存在的原因，然后有针对性地进行处理，帮助孩子更加健康地成长。

最常见的会影响孩子生长发育的不良习惯有三种：一是暴饮暴食；二是神经性厌食；三是不良的体态。

孩子也怕胖，营养勿过剩

我在门诊见过很多"小胖墩儿"，而其中让我印象最深刻的，是一个 7 岁的男孩。

父母带这个男孩来找我的时候，孩子已经胖到没有办法走路了，浑身都是肉，虽然只有 7 岁，但体重甚至快要超过一个成年人了。他的骨骼承受不了这个重量，所以只能坐着特制的轮椅，被父母推着来医院。

我询问了情况之后，发现导致他过度肥胖的主要原因，就是饮食习惯不好——暴饮暴食，爱吃零食，并且从小到大几乎只喝可乐不喝水。

孩子饮食习惯不好，比如暴饮暴食，容易出现过度的肥胖。肥胖在某种意义上来说是隐性的营养不良，由于摄入热量过高，孩子虽然看着胖，但营养的摄入是不均衡的。对于 8 ~ 14 岁的孩子来说，肥胖还会极大地提高性早熟的概率，非常值得我们提高警惕。

肥胖的孩子一般也容易长不高，因过度地进食甜食、油腻的食物，会导致孩子出现血糖高、高脂血症，这些都会影响到生长激素的分泌。研究发现，肥胖的孩子容易引发性发育偏早，而性早熟本身就会影响孩子的终身高。还有研究发现肥胖的孩子容易缺乏维生素 D，影响骨骼的钙化和成长。

有一个研究调查了 582 例肥胖男孩和 650 例肥胖女孩，对儿童的身高和 BMI（体重指数，是国际上常用的衡量人体肥胖程度和是否健康的重要标准）之间的关系进行了分析，结果显示：肥胖儿童的平均身高在青春期前比较高，然而，这种青春期前的身高优势往往会在进入青春期后逐渐减少，在进入青春期后，肥胖儿童的平均身高很快就下降了。在骨龄方面也出现了类似的变化：肥胖儿童的平均骨龄比正常体重的孩子要大，这就意味着，在进入青春期之后，他们的生长速度会急速下降。

总之，肥胖对于孩子的生长发育有百害而无一利，平时要特别注意，防止孩子过度肥胖。

在门诊，我碰到很多父母都有着传统的观念，喜欢看到孩子发胖，觉得孩子的营养越丰盛越好，给他补足了营养，让他先长胖，等个子长上去之后，将来再减肥。

这个想法是要不得的。小朋友的肥胖跟成年人的肥胖其实是一回事，因为小朋友的肥胖会让脂肪细胞增加。而脂肪细胞增加后，成年想再减肥就困难了。我们在生活中也会见到很多类似的例子，小的时候肥胖的孩子，成年以后，要长期跟肥胖做艰苦卓绝的斗争。比起其他人，他们似乎更容易长胖。这种肥胖体质对孩子整体的身体状态其实是非常不利的。

所以，一定要帮助孩子控制饮食。

简单介绍一些孩子减肥的小技巧。

1. 避免隔代养育。一般来说，现在年轻的爸爸妈妈对于孩子的体形有一定的认知，不太能接受孩子长成小胖子。但是爷爷奶奶、姥姥姥爷那一辈人还是带着老观念，认为孙子孙女越胖越好。这就导致他们不断地鼓励孩子多吃，给孩子"大补"。这对孩子控制饮食肯定是不利的。所以，要尽量避免隔代养育，如果长辈非要参与到孩子的饮食管理中来，父母也要跟他们商量好每一顿该怎么吃，千万不要让老人家给孩子"大补特补"。

2. 有意识地引导孩子控制食量。在孩子吃饭的时候要提醒他，最多八分饱就足够了，让他养成这种习惯。之后，即便是在学校吃饭，到了七八分饱，他也会主动放下碗筷。

3. 培养运动习惯，减少静坐时间。经常带孩子去参加体育运动，每天至少锻炼半小时。

4. 三餐一点，形成规律。如果吃饭太晚，孩子肯定会忍不住狼吞虎咽，所以一定要按时吃饭，避免孩子暴饮暴食。

5. 教育孩子细嚼慢咽。

6. 营养均衡搭配，饮食多样化，拒绝高油、高盐、高糖的食物。最好是从小就让孩子养成清淡的口味，这样他才能自动地拒绝重口味、高热量的食物。

7. 不要贪睡。有的孩子喜欢赖床，而睡得越久，人体新陈代谢的速度会越慢，自然容易囤积脂肪。

做到以上这些，孩子自然不太容易变成"小胖子"。

厌食危害健康，不利成长

这个时期的女孩对于身材问题非常敏感。我碰到过一个小女孩，跳舞的时候被说了一句"胖得跟猪似的"，就开始不好好吃饭，疯狂节食、运动，很快 160 厘米的身高瘦到 50 斤都不到。瘦是瘦了，但这会让她的身体垮掉，她还差点儿患上了神经性厌食症。

越来越多的孩子出现了神经性厌食症这样的问题。后果之一，由于严重的营养不良，导致孩子整个生长受挫，有的孩子几乎一年 1 厘米都长不了。后果之二，由于营养不良，体重降到一定程度以后，女孩就不来月经了，很多父母会非常焦虑，小孩也焦虑，不得不让大夫给她来进行干预。

来月经是非常消耗热量的，孩子得了神经性厌食症，瘦到体内的脂肪量降到一定程度以后，不来月经实际上是一种保护性反应，就是保护身体不会因为营养严重缺乏而导致丧命。如果还要强迫来月经，实际上是对孩子身体的进一步伤害。

对于这样的孩子，更重要的是去找出她为什么会神经性厌食，她有哪些心理方面的问题或神经、精神方面的问题导致了她不爱吃饭，然后对应治疗，而不是着急地采取一些对症的处理。

对于神经性厌食的治疗方法，第一要找到病因，加强对孩子的心理疏导，帮助孩子减少顾虑。这样的孩子往往有一个基本的问题，看起来已经瘦骨嶙峋，对着镜子还认为自己胖，必须通过心理大夫的辅导，帮他解决问题。

第二可以制订科学的食谱，但一定要记住，进餐方式要少食多餐，循序渐进，别突然增重，引发恐慌。孩子一旦觉得自己忽然长胖了，很可能会采取一些极端的行为。

第三是记录营养的摄入日记，帮助孩子慢慢地克服障碍。这需要我们有足够的耐心，科学合理、循序渐进地帮助孩子克服这样的问题，保证孩子健康成长。

第四，对于严重的厌食症，必须让专业的精神科大夫、心理治疗师参与，对孩子进行心理干预。

体态不好，气质全无

有的小朋友站没站相、坐没坐相，走路喜欢含胸驼背，最终也会影响到长个儿。

走路弓腰、含胸，容易驼背，甚至可能引起脊柱侧弯。尤其是含胸，这样一个不良的姿态，会让孩子的整个心肺发育都受到影响，影响供氧，严重影响长个儿。

即使韩国和日本，现在也不提倡盘腿坐，因为长期盘腿，会影响下肢的血液供应，进而影响整体的长骨增长，导致身体偏矮。

在门诊，我有一个简单的方法，就是要求孩子进屋以后靠紧墙，脚跟并拢，背部、臀部、后脑勺全贴着墙，两手放下保持立正姿势，眼睛向前平视，坚持 10 分钟左右。每天这样坚持，帮助孩子克服驼背的不良姿态。

家长也可以用这种方式，来帮助孩子矫正站姿。

青少年时期是长个儿的黄金时期，一定要帮助孩子养成健康的身体姿态，让孩子健康茁壮地成长。（见文前 No.4）

关注生长质量

有的孩子最大的问题不是长得慢，而是长得太快，一年甚至能长十几厘米。由于长得太快了，除了会出现比较严重的生长痛，皮肤上还会出现生长纹。

更重要的是，由于长得太快，孩子整体的骨骼质量容易变差，骨密度降低，容易引发骨折，并且导致成年之后出现骨质疏松。

所以，我们要加强营养，补充一些维生素。

总体上需要多晒太阳、多运动，同时补充维生素 D，让骨骼的质量能确保将来不出现骨质疏松等方面的问题。

长高笔记

不良的习惯会影响孩子的成长，不论是孩子太胖还是太瘦，都要找到原因，进行对应处理，及早地进行干预，保证孩子健康成长。

要在成长的过程中，及时地纠正孩子不良的身体姿势，让孩子更高、更自信、更阳光。

亲子时间

请仔细观察孩子在平时的行、走、坐、卧，及时记录，有问题请及时地予以纠正。

孩子自卑、焦虑、压力大，会导致心因性矮小

我在门诊碰到过这样一个案例，6 岁的孩子，爸爸妈妈长期不和离婚了，之后的 3 年里，孩子总共才长了 2 厘米。之后，爸爸妈妈复婚了，孩子在短短的一个暑假就长了 5 厘米。

这个案例非常典型地说明了一个问题，那就是心因性矮小。也就是说由于家庭环境、父母不和、嘲笑辱骂等心理暴力，导致孩子出现停止生长，或

者生长速度极度缓慢的情况。

由于小孩个子矮，家庭长期处于过度焦虑的状态，反而会更影响孩子的心理。有的父母问我："孩子才 11 岁，能不能长到 160 厘米？"还有的父母每天早晚给孩子量身高。这实际上都在不断潜移默化地暗示孩子"你的个子有问题"，这些焦虑因素都会影响孩子的成长，反而对长个儿不利。

家庭环境

影响孩子生长发育的家庭因素包括父母的素养、家庭的氛围，以及全家的生活方式。

有的父母总是说，我的孩子胖是遗传的。但在我 20 多年做医生的经历里，我碰到的遗传性肥胖不超过 10 个，更多的是由于生活方式相近。父母爱吃肉，孩子也爱吃肉；父母不爱运动，孩子也不爱运动。

还有，家族成员的心理个性，也会影响家里其他成员的生活质量。

社会心理性的矮小，就是心因性的矮小症，原因就是家庭氛围不好，影响生长激素的分泌量，最终让孩子的身高增长速度变慢。

社会心理性矮小症

原因	父母不和等家庭冲突 嘲笑、辱骂等心理暴力
结果	生长激素分泌量减少 身高增长缓慢

还有一种矮小叫"情感遮断性"的矮小症，孩子一直缺乏家庭温暖，得不到充分的母爱或父爱，也就是孩子跟父母分割开了，得不到关爱，结果影响下丘脑垂体系统，抑制了生长激素分泌，孩子身高的增长就会减缓。

情感遮断性矮小症

原因	缺乏家庭温暖 得不到充分的母爱
结果	下丘脑垂体系统受情绪影响 抑制生长激素分泌 身高增长缓慢

给孩子营造良好的家庭氛围

怎样的家庭氛围有利于孩子的生长发育？下面分享我的几点经验。

1. 父母要以身作则，身教重于言教。影响长个儿的方方面面的因素，包括饮食、睡眠、运动等，父母要以健康的生活方式来指导并引导孩子，让孩子养成一个健康的生活方式。

2. 作风民主，要尊重孩子。比如我们现在出门诊的时候，特别要求跟孩子说话的时候蹲下来，跟孩子的眼睛在同一个水平，跟孩子进行良性的沟通和交流，让孩子感受到尊重和理解。如果父母也能这样做，那很多问题就会迎刃而解了，孩子也会更愿意敞开心扉，跟你说出他的心事。

3. 家庭氛围和谐，夫妻要和睦，尤其是不可有冷暴力。在一个冰冷的环境里，感受不到爱，孩子心理上也会受挫，如果整个家庭的精神风貌都乐观向上，家人都能开开心心的，孩子会比别人更加健康、快速地成长。

矮小让孩子自卑、压力大，怎样疏解

如果孩子个子比较矮小，那心理上或多或少都会存在一些问题。

首先，这是由社会的价值观引起的一种普遍的消极情绪，现在很多人都处于一种"恐矮"的状态之中，也有很多人对于身高有一个不切实际的期望值，认为越高就越好，矮就是有问题。这些消极的评价标准，歧视、嘲笑等态度，都会对孩子的心理造成极大的影响。

其次，父母的焦虑也会加重孩子的心理创伤。现在很多父母往往会出现两种极端：一种是对孩子的生长发育状态漠不关心，觉得自己身高足够，孩子肯定不会矮，等到发现孩子身高不够的时候，往往就来不及了；另一种恰好相反，就是对孩子的身高过度关注。有的父母因为孩子的身高问题非常焦虑，每天带着孩子满世界地去求医问药，每天都给孩子量身高，这种情况我把它称为"高迷心窍"。父母这种过度关注、过度焦虑，无形中会给孩子造成心理压力，孩子会觉得自己身高太矮，比不上别人。这对孩子来说是很大的伤害。所以，千万不要天天给孩子量身高，也不要经常提醒孩子"你比其他孩子矮"，尽量不要让他产生压力。

有时候，孩子的心理问题会进一步引发行为问题，导致行为方面的异常，甚至会对社会产生仇视心理、对抗心理，这都是父母需要格外注意的。

我曾经在门诊碰到一个小孩，他对我说："你知道吗，你必须给我治。"他又指了指他的妈妈说："治不好，我就把你们全家都杀了。"

矮小的孩子需要我们更多的关爱、更多的引导。我们大夫和父母一定要及时地引导和化解孩子的负面情绪，避免孩子产生心理甚至人格方面的障碍。

怎样帮助孩子应对自卑感

矮小的孩子普遍有自卑感，会出现退缩、避让的行为，不自信，还会产生社交障碍。

所以，我们必须让孩子明白，人与人的不同只是一种自然选择，个子不高有它的偶然性，个子不高也可以活得很精彩。

有的父母会很内疚，觉得个子太矮是孩子遗传方面出了问题，这都是不必要的，要给孩子灌输的是性格、内涵、学识、修养对一个人的重要性。

比如告诉孩子，能力决定高度，内涵决定高度。再比如我们经常开玩笑说的，浓缩的就是精华。另外，讲一些个子不高，但是取得非凡成就的名人的故事，鼓励孩子，帮助孩子放松心情。要积极地寻找孩子身上的闪光点，放大孩子的自信。

有的孩子被诊断为矮小症后，父母就有意识地不再让孩子参加集体活动。这种回避的行为对孩子回归社会是非常不利的，毕竟孩子迟早要独立地面对生活。

父母不能替孩子生活一辈子，有的父母总带着一种负疚的心理，谨小慎微，生怕孩子受到伤害，让孩子和外界隔离，而且什么都不让孩子做。孩子越是什么事都不做，对于他将来的独立发展就越不利。

所以，如果孩子产生了自卑感，建议求助专业的心理咨询，跟医生一起分析现象背后存在的问题，进行积极的引导，帮助孩子终身成长。

父母要正确面对孩子矮小

父母要多尊重孩子，多鼓励孩子，给孩子成长提供更多的自由空间，让他充分地发挥自己的特长。

我在美国的时候曾经碰到一个特别矮的孩子，而且他还拒绝用生长激素治疗，我就问他："你为什么不治疗呢？你的个子肯定是不正常的。"

他说："我强大的内心能帮我克服身高上的这点儿小小的差距。"

虽然我不提倡这种拒绝治疗的态度，但我还是非常佩服这个孩子的自信，我从他身上感受到了来自内在的力量。

所以，父母要相信，帮助孩子建立健康的心理模式，让孩子的内在充满力量，比外形的改变更重要。

长高笔记

要正确地面对身高的问题，一起关心和爱护矮小的孩子，帮助孩子树立自信心，让孩子健康茁壮地成长，独立面对这个社会。

亲子时间

将会影响孩子成长的家庭氛围因素进行梳理，把它写下来。大人之间要相互提醒，一起努力。

低下身子，以平视的姿态跟孩子聊一聊，了解孩子对于自己的体态、外貌的一些感受和想法，给予正确的引导，让孩子明白内涵比外在更重要。通过心理的疏导，帮助孩子养成自信、阳光的生活态度，让孩子健康茁壮地成长。

第四部分

关于身高，
父母最关注的十六个问题

贫血会影响生长发育吗

轻度的贫血，相对来说影响不是很大，但如果是中重度的贫血，那么肯定会影响孩子长个儿。

对于贫血来讲，更重要的是要明确孩子贫血的原因，比如有的是单纯的营养不良性贫血，缺铁和维生素 B_{12}；有的是遗传性地中海贫血；有的是寄生虫导致的贫血。要针对贫血的原因进行对因处理。

贫血治好了，孩子的身高自然就不会受影响。如果是单纯的营养性贫血，那说明孩子的饮食、生活习惯方面存在问题。如果这些问题不纠正，孩子长个儿肯定会受影响。

要采取措施，在明确病因后有针对性地进行处理，这样才能避免孩子的生长受影响。

延迟初潮能增加生长时间吗

延迟初潮是不是可以增加长个儿的时间？一般来讲，女孩是在 11~12 岁第一次来月经。初潮的那一年，孩子的生长速度应该是一年 8~10 厘米，是青春期生长速度比较快的时候。初潮之后，每半年速度减半。女孩初潮的时候应该是她青春期长个儿的高峰期，一般有 1.5~2 年的长个儿时间。

我们目前积累的数据，初潮后的孩子，身高能长 6~8 厘米，平均大概是 7 厘米，当然也有长不到 3 厘米的，有能长 10 厘米的。所以，我要跟大家强调一点，如果你的孩子初潮的时候，身高只有 142 厘米或者 145 厘米，建议到门诊做进一步评估，检查孩子目前的骨龄情况、激素分泌情况，预测孩子整体的生长潜能。

至于延迟初潮是不是能延长孩子长个儿的时间，要请专科大夫进行评判以后来看看，是否可以通过一边抑制性发育，一边注射生长激素来改善孩子的终身高。

如果评估孩子未来的终身高是正常的，那么就没有必要画蛇添足地进行人为干预。

病毒性心肌炎导致少运动，该如何长高

孩子容易受到病毒的攻击，导致病毒性心肌炎。

首先要进行原发病的治疗，必须保证孩子的病毒性心肌炎得到规范的治疗和有效的控制。一般我们建议孩子不要做激烈的运动，但我想要特别强调的是，少动并不等于不动。

我建议孩子可以在病情稳定以后，进行低强度或中低强度的运动，比如散步、慢跑等，这对孩子的恢复也是有帮助的。

孩子得了这个病以后，父母往往会对孩子过度关爱，有的时候会谨小慎微，什么都不让孩子做。而我想说，循序渐进地适度增加运动其实是很有必要的。同时，也要注意孩子的生活习惯，让孩子保持均衡饮食、保证优质睡眠、管理好情绪，才能保证孩子健康成长。

如果有什么问题，建议到门诊进一步咨询，制订一个科学、完善的治疗

方案，帮助孩子健康地成长。

孩子对鸡蛋过敏怎么办

孩子对鸡蛋过敏，可以在变态反应科医生的指导下，进行慢慢地脱敏。

怎么补充营养呢？主要还是根据孩子的过敏程度来处理。如果检查出来对鸡蛋过敏，但吃完了以后，没有太强烈的症状，我建议在医生指导下继续吃，让他慢慢地克服这种过敏的现象，适应了也就脱敏了，不会有太大的影响。

我并没有碰到过非常严重、出现过敏性休克的情况。有的人吃了鸡蛋以后，身上会出现皮疹，可以用水解奶代替，补充蛋白质。

缓解孩子鸡蛋过敏的建议

轻度过敏	可以在医生指导下继续吃
重度过敏（过敏性休克）	①吃水解奶等代替品 ②在医生指导下慢慢脱敏

个矮就要注射生长激素吗

孩子个子矮，是否一定要注射生长激素呢？

我们首先必须确定一点：孩子是真的矮吗？一般来说，低于儿童身高百分位表中的第 3 百分位，我们才叫个矮。即使孩子身高低于第 3 百分位，我们也要进一步地检查到底是什么原因导致孩子低于第 3 百分位的。

一般来说，在低于第 3 百分位的孩子里，只有三分之一属于病理性矮小，需要治疗，其他其实并不用那么着急进行治疗，要进行科学诊断、合理干预，而不是一开始就注射生长激素。

很多缺乏经验的医生，在还没搞清楚孩子矮小的原因时，就给孩子注射生长激素，结果很可能会出问题。比如有的孩子注射生长激素一段时间后，眼睛就看不见了，因为他的下丘脑长了一个瘤子，一旦注射了生长激素，相当于火上浇油，会不断激发肿瘤长大，对孩子造成了严重的不良后果。

所以，我并不主张先给孩子注射生长激素。我个人觉得孩子不是个矮了就一定要注射生长激素，还是要诊断清楚，看看是否必须注射生长激素。同时，要督促孩子养成健康的生活习惯，才能让孩子正常生长。

生长激素效果不好可以换其他牌子吗

孩子注射了生长激素以后，很多父母恨不得他们一天就长 2 厘米。其实，如果孩子原来一年长 3～4 厘米，注射了生长激素以后，每年长高 8 厘米就已经算是非常理想的了。

我不主张长得太快，低于预期并不一定等于效果不好。一般来讲，注射生长激素后，3～6 个月到医院进行复诊，效果的好坏需要医生来判断，父母不要主观臆断。

孩子注射了生长激素之后，如果比原来长得慢，那肯定属于效果不好。

但如果长得不理想，我建议在医生的指导下进行分析，到底是什么原因导致孩子长得慢。我不主张动不动就换药。现在门诊遇到的很多父母，孩子才注射了 1 个月生长激素，就觉得药效不好，想马上再换一种药。过 1 个月，效果又不好，再换个药……短短的半年时间，几乎把所有的药都换了一遍，这是巨大的资源浪费。另外，不同的药物之间制剂水平不一样，如果频繁地换，孩子容易产生抗体，反而会影响药物效果。

注射生长激素之后，效果不理想，有的是因为注射的方法不对，有的是因为孩子压根儿就没按时打针，有的是药物保存不当失效，还有的是孩子本身的骨骺闭合了。

如果骨骺已经闭合了，或者接近闭合，应该在医生的指导下，进一步地分析，采取有针对性的措施，而不是想着换药。

生长激素治疗期间如何观察

注射生长激素以后，第 1 个月我们要了解孩子的安全性，看看有没有什么不良的反应，比如水肿。在第 1 个月，我们可以复查肝肾功能、甲状腺功能。

3 个月以后，必须进行正式的复诊，复诊的目的是评估孩子的疗效，并且监测不良反应。一般来说，每 3 个月就应该复诊一次。很多孩子注射了生长激素以后胃口会特别好，体重快速地增长，而我们是根据体重来计算生长激素的注射剂量的，如果体重快速增长，而生长激素的剂量不调整，那么效果不好也是难免的。所以，孩子在注射生长激素期间，要进行定期的监控，每隔 3 个月，就必须带孩子去医院评估效果。

注射生长激素后的孩子怎么吃饭

在饮食方面，还是要定时定量地进餐，提供相应的清淡适口的饮食，少食多餐。

担心孩子在治疗过程中胃口太好，体重增长过猛，所以不建议吃太多的油脂类的东西，包括油炸食物。另外，如果孩子长得太快，有的时候需要服用维生素 D、维生素 A，还有适度地补充一些钙。

可以多喝牛奶，一般来说每天两杯奶，可以让骨头长得更结实，更好地发挥它的生长潜能。在注射生长激素的过程中，饮食方面的习惯基本上可以遵循我们前面说到的饮食原则。

如何看待孩子的骨龄

在门诊，很多父母都拿着骨龄片来问，孩子的骨龄是几岁，有没有什么问题。

实际上，骨龄是一个统计学的概念，不是一个单纯的生物学概念，没有特别强的金标准，不同的大夫看骨龄，出入会比较大。

我们要结合骨龄跟实际年龄的差距来分析，如果骨龄偏大，意味着孩子的发育进度稍微快了一点儿，这时如果身高偏矮，有可能会损害到终身高。尤其是父母个子都很高，孩子长得不理想，那就要拍骨龄片子进行判断，看看骨龄是否偏大。

有的孩子情况刚好相反，骨龄太小。一般来说，还是要进行检查，是不是有甲状腺功能低下或者体质发育延迟的问题。

如果没有发现明确的问题，在不影响孩子的终身高的情况下，可以不着急治疗，但是我们要进行密切地复诊、观察，结合孩子的身高、生长速度来分析有没有潜在的风险和其他影响孩子身高的因素。

在我的门诊，只要孩子在学龄期，也就是 6~7 岁，甚至在 10 岁之前能够及时地做检查、做评估，最终的身高基本都没有大问题。

家族性矮小能治疗吗

很多父母一到门诊就说"我们家族的人都矮小"。实际上，有的人只是心理上的矮小，是他的身高离自己的期望值有差距，但不一定是真的矮小。

家族性矮小指的是家族里好几个女性身高低于 150 厘米，男性身高低于 160 厘米，这可能会存在着潜在的遗传因素。

我们见过一个患者的家族，女性没有超过 145 厘米的，这种情况就有可能是家族的基因导致的。对这样的孩子，用生长激素治疗的效果往往并不太理想。但对大多数身高矮小的患者需要进一步地明确是什么原因引起的，不要轻易地下家族性矮小的这种诊断。

我们必须检查，明确诊断，符合要求才可以考虑用生长激素治疗。当然，家族性矮小的患者即使注射了生长激素，效果肯定也不如生长激素缺乏症的患者那么有效。

同时也要求进行定期的复诊，根据效果来调整治疗方案。

最后我想说，即使父母身高不高，也不要太过消极。来到我门诊的很多孩子，其父亲都只有一米六几，母亲只有一米五几。这些父母都会忧心忡忡地问我，孩子会不会跟他们一样矮。

我还想强调那句话，影响身高的遗传因素占 70%，后天因素占 30%。

我个人觉得遗传因素很重要，但是通过我们后天的努力，是完全可以改善孩子的身高的，关键是要从饮食、运动、生活环境等这些方面抓起。养成了好的生活习惯，我们可以让孩子多长高 10 厘米，甚至 20 厘米。

男孩青春期怎么观察

男孩进入青春期后，首先一定要密切观察其长个儿速度，监测每隔 3 个月、6 个月的长个儿情况，对照身高百分位数值表进行判断。同时，爸爸要注意观察孩子睾丸的增长、阴茎的长度、阴毛是否出现，还有其他方方面面的一些发育状态。

必要的时候可以到专科门诊进行咨询，检查评估孩子的发育是否正常。有条件的话，可以每半年或者一年拍个骨龄片子，结合骨龄片子判断孩子的生长是否正常，孩子的终身高是不是在理想状态。

更重要的还是要养成健康的生活习惯，加强运动锻炼，充分挖掘生长潜能。

快速生长期的孩子，可以减肥吗

为什么青少年要勇敢地和减肥说"不"呢？

首先，对于正处在生长发育的青春期少年，"减肥"的说法是百分之百的错误。当然，这里说的"减肥"是针对体重正常的孩子。超重和肥胖的孩子正确地减轻体重，对健康的生长发育是有利的。

其次，青春期是生长发育的第二高峰期，其重要特征是身高、体重的突发性增长。从 10 ~ 18 岁，身高平均增加 28 ~ 30 厘米，体重平均增加 20 ~ 30 千克。除体格发育外，生殖系统迅速发育，第二性征逐渐明显。

再次，青少年要承担繁重的学习任务，充足的营养是获得知识的物质基础。

最后，有研究表明，青春期前营养不良的儿童，在青春期供给充足的营养，可使其赶上正常发育的青年，而青春期营养不良，可使青春期推迟 1 ~ 2 年。如果此时期不摄入充足的营养素，他们很可能会因为缺乏某种营养素而导致生长发育停滞。因此，青春期的少年慎言"减肥"。

放假期间，为什么孩子忽然停止长个儿

很多妈妈带着孩子来问我，说孩子一到放假就不长个儿，尤其是放寒暑假的时候，基本上就停止长个儿了。

其实这种情况非常常见，大部分孩子放长假的时候，长个儿速度都会放慢。

为什么孩子放假期间长高不明显呢？

假期来临，孩子们经过一学期的繁重的生活和学习，需要好好地放松一下。但是孩子们刚好处于长个儿和发育的关键时期，如果不注意在假期劳逸结合，调节生活规律，那么一些潜在的因素可能会影响他们长个儿。

首先是过度地进行电脑娱乐。如果家长不注意协调和干涉，一些孩子很容易沉溺于上网、打游戏或者长时间看电视，不参加运动。时间一长，孩子就会容易发胖，像土豆一样，甚至影响孩子的生长发育和心理。这些又矮又胖的孩子有一个形象的名称——"沙发土豆"。

其次是饮食不够科学合理，进食时间不规律，暴饮暴食或者偏食、挑食。一些孩子在假期大量进食方便面、膨化食品、炸薯条或者油腻食品。这些都可能影响孩子们的生长和发育。

最后是作息时间紊乱。长时间玩电脑、熬夜会严重影响睡眠时间。日本心理学家研究发现，小孩子长时间（2小时以上）玩游戏或看动画片，可能会使孩子稚嫩的视觉系统受到损伤，另外还会使孩子睡眠时出现做噩梦、抽搐，甚至会诱发癫痫。

因此，在休闲放松的假期，家长也需要全面呵护和引导孩子健康成长，避免各种影响孩子生长和发育的因素。

垂体性矮小要及时治疗

有的孩子被诊断出是生长激素缺乏性的垂体性矮小。这时，有的父母会存在经济上的困难，能不能等到以后再咨询治疗？

我想提醒大家，如果孩子明确被诊断出生长激素缺乏，那是必须用生长激素进行干预的。

这样的孩子如果得不到治疗，他的身高将远远落后于同龄的孩子，终身高肯定会受到影响。

更重要的是由于身高明显矮于同龄人，所以孩子特别容易自卑、胆怯、情绪低落，整个的精神状态都会受到影响。最近几年，我们一直在关注有这样心理情绪的孩子并对其进行干预，让孩子更加健康地成长。事实证明，保持良好的心情，对于孩子长高是很有帮助的。

另外，我们在给孩子计算生长激素注射剂量的时候，是按照体重配比的。而随着孩子年龄增大、体重增加，相应的剂量也会加大，费用就会增加。

所以，越晚治疗，投入产出比就越差。对于生长激素缺乏引起的矮小，请争取早诊断、早干预、早治疗。

手术、口服药物对个矮有效吗

有的父母问："生长激素太贵，那能不能通过手术或者其他药物治疗？"

目前生长激素是唯一经过大规模的实验证明了有效性的一种增高药物，目前没有一种口服增高药物能被证实有增高疗效。

口服增高药主要补充氨基酸、维生素，没有确切的证据证明这类药物对于改善身高是有效的。万一口服药里含有性激素，不但不能让孩子长高，还会导致孩子骨骺提前闭合，反而影响孩子的终身高。

至于增高手术方面，其实很早就有断肢增高术，但这主要是针对单侧肢体的畸形、两侧不等长等先天性问题而施行的手术，目前不主张我们正常人去断肢增高。

断肢增高，能长 6~7 厘米，但有的时候两条腿愈合不均衡，就会出现一条腿长、一条腿短的情况，有的时候甚至能相差 6~7 厘米，出现畸形。所以对于正常的孩子，不要把希望寄托于手术增高。

23 岁，真的能"蹿一蹿"吗

我碰到过这样的现象，但属于个例，很多人说自己上大学的时候还长了两三厘米。那是因为他们小时候营养缺乏而造成了晚长。

比如前阵子，有一位爸爸带孩子来到门诊，跟我说："我 22 岁的时候还在长个儿，我的孩子可能也是这样的。他现在虽然个子矮，但说不定 20 岁之后还能蹿起来。"

我的建议是，千万不要存有侥幸心理。

总体上来说，现在的孩子普遍发育的年龄是偏早的，在这样的情况下，我们不要觉得"二十三蹿一蹿"理所当然，幻想着孩子现在矮不要紧，以后某一天还能"蹿一蹿"。

有的孩子一拖延下去，骨骺一旦闭合，就失去机会了。一般来说，女孩到 13 岁、男孩到 14 岁还没有出现明显长高的情况，就建议大家一定要到医院进行系统的检查，看看是不是需要进行干预。

如果骨龄和身高是匹配的，那么我们不一定着急进行干预，但是我们一定要督促孩子增加运动、均衡饮食，长期地监测复诊，让孩子正常地长高。

另外还有一个情况需要注意，如果孩子一直长个儿，同时出现性功能低减、性发育问题，而且骨骺一直不闭合，成年之后也不停地长个儿，这种情况也是属于异常的，需要在专科大夫指导下进行干预。

各类维生素对生长发育起着重要的促进、保障作用。生长发育旺盛的时期对维生素的需求量也相对较大。维生素按其溶解性分为脂溶性维生素和水溶性维生素。脂溶性维生素包括维生素 A、维生素 D、维生素 E、维生素 K；水溶性维生素有 B 族维生素和维生素 C。

在孩子们的生长过程中，维生素是不可或缺的营养素。

维生素大家族

维生素	功能	含量丰富之食物	其他
维生素 A	减少呼吸道传染病、治疗痤疮，防止多种上皮肿瘤 缺乏可导致夜盲，皮肤、眼睛干燥	动物肝脏、奶、蛋、黄油	
维生素 D	缺乏可导致骨骼畸形 调节钙磷代谢、促进骨骼生长	乳、蛋、鱼卵、鱼肝、黄油	
维生素 E	抗氧化	植物油 核桃、圆白菜、菠菜、龙须菜、藻类、贝类	
维生素 K	止血	菠菜、圆白菜、西红柿、豌豆、胡萝卜	

维生素	功能	含量丰富之食物	其他
维生素 B₁	促进糖类代谢，维护神经、肌肉、心脏的健康，增强消化功能，促进乳汁分泌和防止脚气病	谷粮、豆类、豆制品、坚果、瘦肉、动物内脏（肝、肾、心）	不能在体内贮存
维生素 B₂	促进生长发育，保护眼睛、皮肤	肝、肾、蛋、乳类、鳝鱼、螃蟹、紫菜、香菇、鲜豆类、花生、绿叶菜	怕碱、易氧化，应合理烹饪
烟酸	缺乏时，舌红、唇黏膜裂开、恶心、消化不良、全身衰竭、记忆下降、"糙皮病"	瘦肉、动物肝脏、鱼、全麦制品、酵母、麦芽	
维生素 B₆	治疗婴儿惊厥、贫血、眩晕、皮炎	米糠、酵母、葵花子、麦芽胚、麦麸、大豆、肝、鸡、鱼、香蕉、核桃、花生	
泛酸	抗应激、抗寒冷、抗感染；减轻变态反应	酵母、麦麸、肝、肾、蛋、乳、新鲜蔬菜、芝麻、花生、大豆、龙虾、葵花子	
生物素	体内蛋白质、脂肪、糖类代谢所必需	肝、肾、酵母、蛋黄最多；粗粮、面粉、鱼、花生、干豆、肉、乳制品	由肠道微生物合成，不易缺乏；但生鸡蛋含"抗生物素蛋白"，会阻碍人体对于生物素的吸收
叶酸	维护细胞正常生长、增强免疫功能	新鲜蔬菜	久置易流失
维生素 B₁₂	防治恶性贫血所必需	牛肝、牡蛎、羊肉、鸡蛋、小虾、猪肉、鸡肉、牛奶及其制品	
维生素 C	缺乏易齿龈红肿出血、牙齿松动、皮下出血、关节肌肉疼痛、疲倦、虚弱、伤口难以愈合 防治坏血病 增强抵抗力，万能解毒剂	辣椒、菜花、苦瓜、雪里蕻、芥菜头、青蒜、甘蓝、油菜、盖菜、荠菜、猕猴桃、刺梨、沙棘、生西红柿、酸枣、鲜枣、山楂	

富含维生素 A 的一日食谱（全日烹调用油：20 克）

餐次	食物名称	用量
早餐	面包	100 克
	牛奶	250 毫升
	木瓜	200 克
午餐	爆三样	猪肝 25 克，猪腰花 25 克，猪瘦肉 25 克，黄瓜片 50 克，水发木耳 5 克
	菠菜拌腐竹	菠菜 100 克，水发腐竹 25 克
	二米饭	大米 75 克，小米 50 克
晚餐	炒胡萝卜丝	胡萝卜 100 克，瘦肉丝、玉兰片各适量
	蒜蓉西蓝花	西蓝花 100 克
	蒸南瓜	南瓜 100 克
	花卷	面粉 15 克
	杂粮粥	杂米少许

富含维生素 B$_1$ 的一日食谱（全日烹调用油：20 克）

餐次	食物名称	用量
早餐	全麦面包	面粉 50 克
	煮花生	25 克
	牛奶	250 毫升
	橘子	100 克
午餐	里脊肉末炒豌豆	猪里脊肉 50 克，豌豆 50 克
	西红柿炒菠菜	西红柿 50 克，菠菜 50 克
	杂面饼	豆面、荞面、小麦粉各 75 克
晚餐	木耳鸡蛋炒油菜	水发木耳 15 克，鸡蛋 1 个，油菜 100 克
	羊杂汤	羊肚 15 克，羊腰花 10 克，羊肝 10 克
	糙米饭	糙米 75 克

富含维生素 B₂ 的一日食谱（全日烹调用油：20 克）

餐次	食物名称	用量
早餐	馒头	100 克
	茶鸡蛋	鸡蛋 1 个
	牛奶	250 毫升
	香蕉	80 克
午餐	鱼香猪肝	猪肝 25 克，黑木耳 20 克，黄瓜 50 克
	西红柿鸡蛋汤	西红柿 25 克，鸡蛋液少量
	蒜苗炒豆干	蒜苗 50 克，豆腐干 25 克
	米饭	大米 75 克
晚餐	炒菠菜	菠菜 50 克
	肉片炒柿子椒	柿子椒 75 克，瘦肉 25 克
	花卷	面粉 50 克
	玉米渣粥	玉米渣 50 克

富含维生素 C 的一日食谱（全日烹调用油：20 克）

餐次	食物名称	用量
早餐	馒头	面粉 100 克
	蛋花牛奶	牛奶 250 毫升，鸡蛋 1 个
	柑	100 克
午餐	肉丝炒青椒	青椒 100 克，猪瘦肉 50 克
	鲜蘑炒油菜	鲜蘑 25 克，油菜 100 克
	菠菜鸡蛋汤	菠菜 50 克，鸡蛋液少量
	米饭	大米 125 克
晚餐	韭菜炒豆干	韭菜 50 克，豆腐干 25 克
	素炒菜花	菜花 75 克
	馒头	面粉 100 克
	山楂	50 克

　　钙作为促进生长发育的标志性矿物质，主要功能有：①沉积于骨骼和牙齿，保障其正常发育；②降低毛细血管的通透性，维持神经肌肉的兴奋性；③参与肌肉收缩、凝血过程和对细胞代谢的调节。

　　缺乏钙，身高将无法增长，牙齿将无法钙化，还易引发各种生长障碍性疾病。

常见的食物中钙的含量（从高到低排序，毫克/100克）

食物名称	钙含量
鱼松	3970
虾皮	2000
全脂奶粉	1030
虾米	882
芝麻酱	870
北豆腐	777
奶酪	590
大豆	367
海带	348
茶叶	325
金针菜	301

食物名称	钙含量
海参	285
紫菜	264
木耳	247
南豆腐	240
西瓜子	237
南瓜子（炒）	235
芹菜	187
牛奶	120
花生仁	119

富含钙的一日食谱（全日烹调用油：20 克）

餐次	食物名称	用量
早餐	面包	125 克
	奶酪	15 克
	蛋花牛奶	牛奶 250 毫升，鸡蛋 1 个
	苹果	100 克
午餐	猪肉炖海带	肥瘦猪肉 30 克，海带 25 克，粉条 15 克
	木须汤	鸡蛋液少量，水发木耳 15 克，油菜心 25 克
	米饭	大米 150 克
晚餐	黄瓜拌千张	黄瓜 50 克，千张 30 克
	虾皮炒小菜	虾皮 15 克，小白菜 100 克
	紫菜瘦肉汤	紫菜 15 克，猪瘦肉 25 克
	花卷	面粉 125 克

铁的主要功能包括：①存储于红细胞中的血红蛋白和肌肉的肌红蛋白，参与人体氧的转运、交换和组织呼吸；②作为体内各种酶（如细胞色素氧化酶、过氧化氢酶等）的辅酶，在新陈代谢、神经活动、体力活动、增强机体免疫力等方面发挥重要作用。

如果孩子缺铁，会导致胃肠黏膜容易萎缩，胃酸分泌不足，这时不想吃饭，甚至有厌食倾向，导致营养不足。最终这些孩子比较干瘦，生长发育迟缓。

常见的食物中铁的含量（从高到低排序，毫克 /100 克）

食物名称	铁含量
黑木耳	185.0
海带	150.0
虾子	69.8
芝麻酱	58.0
桂圆	44.0
银耳	30.4
猪肝	25.0
猪血	15.0
酱豆腐	12.0

续表

食物名称	铁含量
大豆	11.0
牛肝	9.0
芹菜	8.5
鸡肝	8.2
豆腐干	7.9
油菜	7.0
蛋黄	7.0
羊肝	6.6
红豆	5.2
小米	4.7
白菜	4.4

富含铁的一日食谱（全日烹调用油：20 克）

餐次	食物名称	用量
早餐	面包	125 克
	芝麻酱	10 克
	牛奶	250 毫升
	香蕉	100 克
午餐	猪瘦肉炒柿子椒	猪瘦肉 30 克，柿子椒 50 克
	香菇炒油菜	香菇 25 克，油菜 50 克
	海米冬瓜汤	虾米 10 克，冬瓜 50 克
	米饭	大米 150 克
晚餐	尖椒炒肝	猪肝 60 克，尖椒 30 克
	西红柿鸡蛋汤	西红柿 50 克，鸡蛋液少量
	馒头	面粉 100 克
	红枣粥	红枣 15 克，小米 25 克

我国 0 ~ 18 岁女孩身高（长）、体重百分位数值表（2005 年制）

年龄	第3百分位		第10百分位		第25百分位		第50百分位		第75百分位		第90百分位		第97百分位	
	身高(厘米)	体重(千克)	身高(厘米)	体重(千克)	身高(厘米)	体重(千克)	身高(厘米)	体重(千克)	身高(厘米)	体重(千克)	身高(厘米)	体重(千克)	身高(厘米)	体重(千克)
出生	46.6	2.57	47.5	2.76	48.6	2.96	49.7	3.21	50.9	3.49	51.9	3.75	53.0	4.04
2 月	53.4	4.21	54.7	4.50	56.0	4.82	57.4	5.21	58.9	5.64	60.2	6.06	61.6	6.50
4 月	59.1	5.55	60.3	5.93	61.7	6.34	63.1	6.83	64.6	7.37	66.0	7.90	67.4	8.47
6 月	62.5	6.34	63.9	6.76	65.2	7.21	66.8	7.77	68.4	8.37	69.8	8.96	71.2	9.59
9 月	66.4	7.11	67.8	7.58	69.3	8.08	71.0	8.69	72.8	9.36	74.3	10.10	75.9	10.71
12 月	70.0	7.70	71.6	8.20	73.2	8.74	75.0	9.40	76.8	10.12	78.5	10.82	80.2	11.57
15 月	73.2	8.22	74.9	8.75	76.6	9.33	78.5	10.02	80.4	10.79	82.2	11.53	84.0	12.33
18 月	76.0	8.73	77.7	9.29	79.5	9.91	81.5	10.65	83.6	11.46	85.5	12.25	87.4	13.11
21 月	78.5	9.26	80.4	9.86	82.3	10.51	84.4	11.30	86.6	12.17	88.6	13.01	90.7	13.93
2 岁	80.9	9.76	82.9	10.39	84.9	11.08	87.2	11.92	89.6	12.84	91.7	13.74	93.9	14.71
2.5 岁	85.2	10.65	87.4	11.35	89.6	12.12	92.1	13.05	94.6	14.07	97.0	15.08	99.3	16.16
3 岁	88.6	11.50	90.8	12.27	93.1	13.11	95.6	14.13	98.2	15.25	100.5	16.36	102.9	17.55
3.5 岁	92.4	12.32	94.6	13.14	96.8	14.05	99.4	15.16	102.0	16.38	104.4	17.59	106.8	18.89
4 岁	95.8	13.10	98.1	13.99	100.4	14.97	103.1	16.17	105.7	17.50	108.2	18.81	110.6	20.24
4.5 岁	99.2	13.89	101.5	14.85	104.0	15.92	106.7	17.22	109.5	18.66	112.1	20.10	114.7	21.67
5 岁	102.3	14.64	104.8	15.68	107.3	16.84	110.2	18.26	113.1	19.83	115.7	21.41	118.4	23.14

年龄	第3百分位		第10百分位		第25百分位		第50百分位		第75百分位		第90百分位		第97百分位	
	身高 (厘米)	体重 (千克)	身高 (厘米)	体重 (千克)	身高 (厘米)	体重 (千克)	身高 (厘米)	体重 (千克)	身高 (厘米)	体重 (千克)	身高 (厘米)	体重 (千克)	身高 (厘米)	体重 (千克)
5.5岁	105.4	15.39	108.0	16.52	110.6	17.78	113.5	19.33	116.5	21.06	119.3	22.81	122.0	24.72
6岁	108.1	16.10	110.8	17.32	113.5	18.68	116.6	20.37	119.7	22.27	122.5	24.19	125.4	26.30
6.5岁	110.6	16.80	113.4	18.12	116.2	19.60	119.4	21.44	122.7	23.51	125.6	25.62	128.6	27.96
7岁	113.3	17.58	116.2	19.01	119.2	20.62	122.5	22.64	125.9	24.94	129.0	27.28	132.1	29.89
7.5岁	116.0	18.39	119.0	19.95	122.1	21.71	125.6	23.93	129.1	26.48	132.3	29.08	135.5	32.01
8岁	118.5	19.20	121.6	20.89	124.9	22.81	128.5	25.25	132.1	28.05	135.4	30.95	138.7	34.23
8.5岁	121.0	20.05	124.4	21.88	127.6	23.99	131.3	26.67	135.1	29.77	138.5	33.00	141.9	36.69
9岁	123.3	20.93	126.7	22.93	130.2	25.23	134.1	28.19	138.0	31.63	141.6	35.26	145.1	39.41
9.5岁	125.7	21.89	129.3	24.08	132.9	26.61	137.0	29.87	141.1	33.72	144.8	37.79	148.5	42.51
10岁	128.3	22.98	132.1	25.36	135.9	28.15	140.1	31.76	144.4	36.05	148.2	40.63	152.0	45.97
10.5岁	131.1	24.22	135.0	26.80	138.9	29.84	143.3	33.80	147.7	38.53	151.6	43.61	155.6	49.59
11岁	134.2	25.74	138.2	28.53	142.2	31.81	146.6	36.10	151.1	41.24	155.2	46.78	159.2	53.33
11.5岁	137.2	27.43	141.2	30.39	145.2	33.86	149.7	38.40	154.1	43.85	158.2	49.73	162.1	56.67
12岁	140.2	29.33	144.1	32.42	148.0	36.04	152.4	40.77	156.7	46.42	160.7	52.49	164.5	59.64
12.5岁	142.9	31.22	146.6	34.39	150.4	38.09	154.6	42.89	158.8	48.60	162.6	54.71	166.3	61.86
13岁	145.0	33.09	148.6	36.29	152.2	40.00	156.3	44.79	160.3	50.45	164.0	56.46	167.6	63.45
13.5岁	146.7	34.82	150.2	38.01	153.7	41.69	157.6	46.42	161.6	51.97	165.3	57.81	168.6	64.55
14岁	147.9	36.38	151.3	39.55	154.8	43.19	158.6	47.83	162.4	53.23	165.9	58.88	169.3	65.36
14.5岁	148.9	37.71	152.2	40.84	155.6	44.43	159.4	48.97	163.1	54.23	166.5	59.70	169.8	65.93
15岁	149.5	38.73	152.8	41.83	156.1	45.36	159.8	49.82	163.5	54.96	166.8	60.28	170.1	66.30
15.5岁	149.9	39.51	153.1	42.58	156.5	46.06	160.1	50.45	163.8	55.49	167.1	60.69	170.3	66.55
16岁	149.8	39.96	153.1	43.01	156.4	46.47	160.1	50.81	163.8	55.79	167.1	60.91	170.3	66.69
16.5岁	149.9	40.29	153.2	43.32	156.5	46.76	160.2	51.07	163.8	56.01	167.1	61.07	170.4	66.78
17岁	150.1	40.44	153.4	43.47	156.7	46.90	160.3	51.20	164.0	56.11	167.3	61.15	170.5	66.82
18岁	150.4	40.71	153.7	43.73	157.0	47.14	160.6	51.41	164.2	56.28	167.5	61.28	170.7	66.89

注：①根据2005年九省/市儿童体格发育调查数据研究制定；②3岁以前为身长。

我国 0 ~ 18 岁男孩身高（长）、体重百分位数值表（2005 年制）

年龄	第 3 百分位		第 10 百分位		第 25 百分位		第 50 百分位		第 75 百分位		第 90 百分位		第 97 百分位	
	身高(厘米)	体重(千克)	身高(厘米)	体重(千克)	身高(厘米)	体重(千克)	身高(厘米)	体重(千克)	身高(厘米)	体重(千克)	身高(厘米)	体重(千克)	身高(厘米)	体重(千克)
出生	47.1	2.62	48.1	2.83	49.2	3.06	50.4	3.32	51.6	3.59	52.7	3.85	53.8	4.12
2 月	54.6	4.53	55.9	4.88	57.2	5.25	58.7	5.68	60.3	6.15	61.7	6.59	63.0	7.05
4 月	60.3	5.99	61.7	6.43	63.0	6.90	64.6	7.45	66.2	8.04	67.6	8.61	69.0	9.20
6 月	64.0	6.80	65.4	7.28	66.8	7.80	68.4	8.41	70.0	9.07	71.5	9.70	73.6	10.37
9 月	67.9	7.56	69.4	8.09	70.9	8.66	72.6	9.33	74.4	10.06	75.9	10.75	77.5	11.49
12 月	71.5	8.16	73.1	8.72	74.7	9.33	76.5	10.05	78.4	10.83	80.1	11.58	81.8	12.37
15 月	74.4	8.68	76.1	9.27	77.8	9.91	79.8	10.68	81.8	11.51	83.6	12.30	85.4	13.15
18 月	76.9	9.19	78.7	9.81	80.6	10.48	82.7	11.29	84.8	12.16	86.7	13.01	88.7	13.90
21 月	79.5	9.71	81.4	10.37	83.4	11.08	85.6	11.93	87.9	12.86	90.0	13.75	92.0	14.70
2 岁	82.1	10.22	84.1	10.90	86.2	11.65	88.5	12.54	90.9	13.51	93.1	14.46	95.3	15.46
2.5 岁	86.4	11.11	88.6	11.85	90.8	12.66	93.3	13.64	95.9	14.70	98.2	15.73	100.5	16.83
3 岁	89.7	11.94	91.9	12.74	94.2	13.61	96.8	14.65	99.4	15.80	101.8	16.92	104.1	18.12
3.5 岁	93.4	12.73	95.7	13.58	98.0	14.51	100.6	15.63	103.2	16.86	105.7	18.08	108.1	19.38
4 岁	96.7	13.52	99.1	14.43	101.4	15.43	104.1	16.64	106.9	17.98	109.3	19.29	111.8	20.71
4.5 岁	100.0	14.37	102.4	15.35	104.9	16.43	107.7	17.75	110.5	19.22	113.1	20.67	115.7	22.24
5 岁	103.3	15.26	105.8	16.33	108.4	17.52	111.3	18.98	114.2	20.61	116.9	22.23	119.6	24.00

续表

年龄	第3百分位 身高(厘米)	体重(千克)	第10百分位 身高(厘米)	体重(千克)	第25百分位 身高(厘米)	体重(千克)	第50百分位 身高(厘米)	体重(千克)	第75百分位 身高(厘米)	体重(千克)	第90百分位 身高(厘米)	体重(千克)	第97百分位 身高(厘米)	体重(千克)
5.5岁	106.4	16.09	109.0	17.26	111.7	18.56	114.7	20.18	117.7	21.98	120.5	23.81	123.3	25.81
6岁	109.1	16.80	111.8	18.06	114.6	19.49	117.7	21.26	120.9	23.26	123.7	25.29	126.6	27.55
6.5岁	111.7	17.53	114.5	18.92	117.4	20.49	120.7	22.45	123.9	24.70	126.9	27.00	129.9	29.57
7岁	114.6	18.48	117.6	20.04	120.6	21.81	124.0	24.06	127.4	26.66	130.5	29.35	133.7	32.41
7.5岁	117.4	19.43	120.5	21.17	123.6	23.16	127.1	25.72	130.7	28.70	133.9	31.84	137.2	35.45
8岁	119.9	20.32	123.1	22.24	126.3	24.46	130.0	27.33	133.7	30.71	137.1	34.31	140.4	38.49
8.5岁	122.3	21.18	125.6	23.28	129.0	25.73	132.7	28.91	136.6	32.69	140.1	36.74	143.6	41.49
9岁	124.6	22.04	128.0	24.31	131.4	26.98	135.4	30.46	139.3	34.61	142.9	39.08	146.5	44.35
9.5岁	126.7	22.95	130.3	25.42	133.9	28.31	137.9	32.09	142.0	36.61	145.7	41.49	149.4	47.24
10岁	128.7	23.89	132.3	26.55	136.0	29.66	140.2	33.74	144.4	38.61	148.2	43.85	152.0	50.01
10.5岁	130.7	24.96	134.5	27.83	138.3	31.20	142.6	35.58	147.0	40.81	150.9	46.40	154.9	52.93
11岁	132.9	26.21	136.8	29.33	140.8	32.97	145.3	37.69	149.9	43.27	154.0	49.20	158.1	56.07
11.5岁	135.3	27.59	139.5	30.97	143.7	34.91	148.4	39.98	153.1	45.94	157.4	52.21	161.7	59.40
12岁	138.1	29.09	142.5	32.77	147.0	37.03	151.9	42.49	157.0	48.86	161.5	55.50	166.0	63.04
12.5岁	141.1	30.74	145.7	34.71	150.4	39.29	155.6	45.13	160.8	51.89	165.5	58.90	170.2	66.81
13岁	145.0	32.82	149.6	37.04	154.3	41.90	159.5	48.08	164.8	55.21	169.5	62.57	174.2	70.83
13.5岁	148.8	35.03	153.3	39.42	157.9	44.45	163.0	50.85	168.1	58.21	172.7	65.80	177.2	74.33
14岁	152.3	37.36	156.7	41.80	161.0	46.90	165.9	53.37	170.7	60.83	175.1	68.53	179.4	77.20
14.5岁	155.3	39.53	159.4	43.94	163.6	49.00	168.2	55.43	172.8	62.86	176.9	70.55	181.0	79.24
15岁	157.5	41.43	161.4	45.77	165.4	50.75	169.8	57.08	174.2	64.40	178.2	72.00	182.0	80.60
15.5岁	159.1	43.05	162.9	47.31	166.7	52.19	171.0	58.39	175.2	65.57	179.1	73.03	182.8	81.49
16岁	159.9	44.28	163.6	48.47	167.4	53.26	171.6	59.35	175.8	66.40	179.5	73.73	183.2	82.05
16.5岁	160.5	45.30	164.2	49.42	167.9	54.13	172.1	60.12	176.2	67.05	179.9	74.25	183.5	82.44
17岁	160.9	46.04	164.5	50.11	168.2	54.77	172.3	60.68	176.4	67.51	180.1	74.62	183.7	82.70
18岁	161.3	47.01	164.9	51.02	168.6	55.60	172.7	61.40	176.7	68.11	180.4	75.08	183.9	83.00

注：①根据2005年九省/市儿童体格发育调查数据研究制定；②3岁以前为身长。

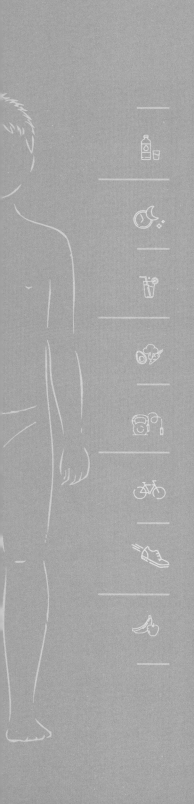

1. 避免高脂肪食物。

2. 避免甜食。

3. 避免辛辣刺激、口味重的食物。

4. 每餐食物体积不宜过大,少量多餐,可按三餐两点安排。

5. 食物品种丰富。每日蛋白质 15~20 克,脂肪 30 克,糖类 50~55 克,蔬菜 300~400 克。

6. 进食量要因人而异,最重要的是做到营养全面、均衡。虽然我分享的食谱看起来数量较多,但我们不能为了达到某个量硬让孩子多吃。孩子经常吃太饱,也会影响生长。

7. 孩子在生长发育快速期,仍需要适当补充钙和维生素 D。人体内的维生素 D_3 主要依靠自身合成,但是很多人接受日照的时间不够,需要从动物性食物中获得,比如动物肝脏、蛋黄、瘦肉、鱼肝油、干奶酪、奶、黄油、坚果、海产品等。

第一部分　儿童一日食谱举例

1. 身高 110 厘米儿童一日食谱
（1300 ～ 1500 千卡 / 日）

为满足能量所需，食谱中应含有主食 150～200 克、蔬果 500 克、肉蛋类 150 克、豆浆 200 毫升、牛奶 250 毫升、油脂 3 汤勺（20～30 毫升）。

A 套餐

早餐：

茶鸡蛋 1 个（约 50 克）
全脂牛奶 250 毫升
全麦吐司 70 克

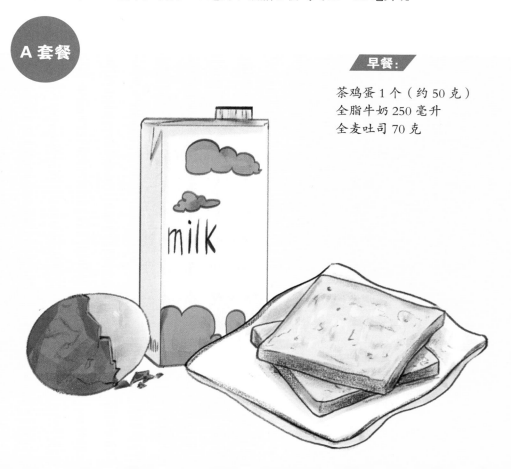

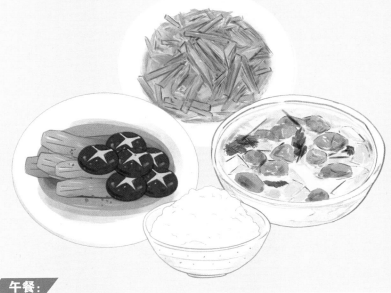

米饭 130 克
香菇油菜：香菇 10 克（干）、油菜 50 克、盐 1 克、油 5 毫升
冬瓜丸子汤：冬瓜 50 克、瘦猪肉 30 克、盐 1 克、油 2 毫升
芹菜炒香肠：芹菜 50 克、香肠 10 克、盐 0.5 克、油 5 毫升

紫面馒头：紫面粉 50 克
白菜丝拌豆腐丝：白菜 50 克、豆腐丝 50 克、油 1 毫升（不加盐）
红烧鱼：鲤鱼 100 克、油 5 毫升、盐 1.5 克

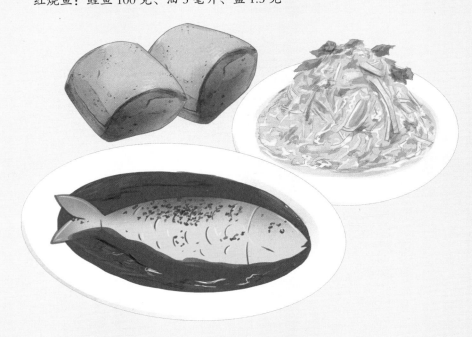

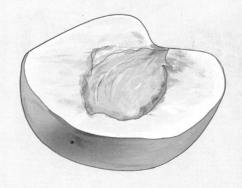

桃 200 克

玉米 100 克（约半根）

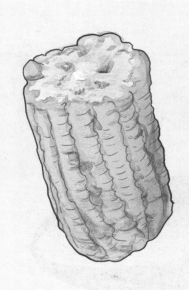

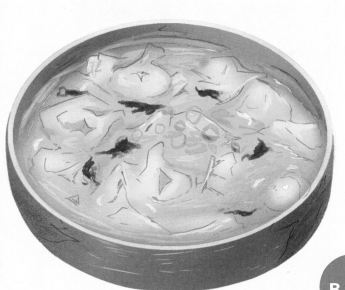

早餐：

菜肉小馄饨 8 个，
配紫菜虾皮少许

B套餐

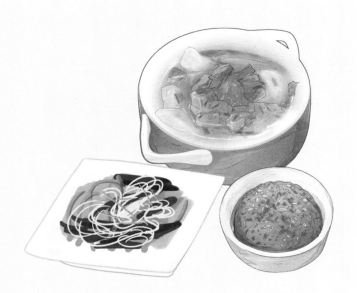

午餐：

紫米饭：紫米 25
克、大米 25 克
肉丝菠菜炒粉丝：
菠菜 50 克、瘦猪
肉 50 克、湿粉丝
120 克、盐 2 克、
油 3 毫升
羊肉白萝卜汤：白
萝卜 50 克、羊肉
50 克、盐 1 克、油
1 毫升

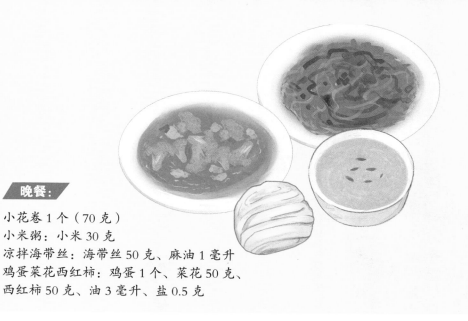

晚餐：

小花卷1个（70克）

小米粥：小米30克

凉拌海带丝：海带丝50克、麻油1毫升

鸡蛋菜花西红柿：鸡蛋1个、菜花50克、

西红柿50克、油3毫升、盐0.5克

点心一：

苏打饼干25克

酸奶65毫升

点心二：

葡萄200克

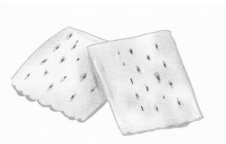

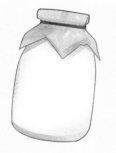

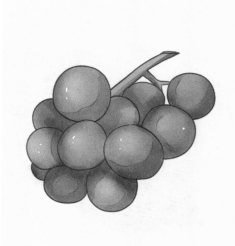

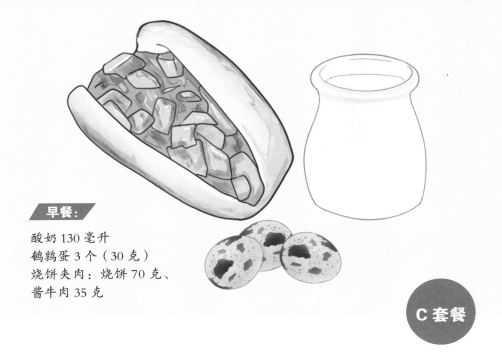

酸奶 130 毫升
鹌鹑蛋 3 个（30 克）
烧饼夹肉：烧饼 70 克、
酱牛肉 35 克

C 套餐

豆角猪肉馅包子：豆角 100 克、瘦猪肉 50 克、面粉 75 克、油 2 毫升、盐
1.5 克
香椿炒鸡蛋：香椿 25 克、鸡蛋 1 个、油 3 毫升、盐 1 克

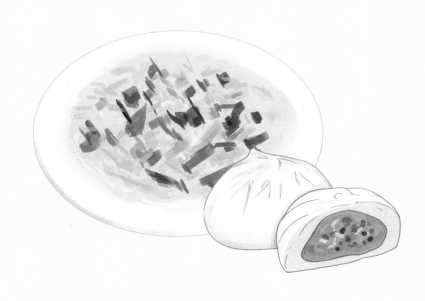

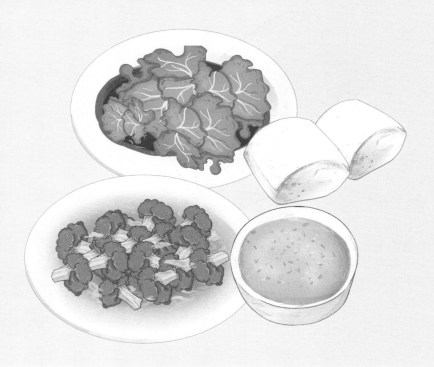

馒头 70 克

绿豆粥：绿豆 15 克、大米 10 克

蚝油生菜：生菜 50 克、油 2 毫升、盐 0.5 克、蚝油 5 毫升

鸡蓉西蓝花：鸡胸肉 50 克、西蓝花 50 克、油 3 毫升、盐 2 克

点心一:

酸牛奶 80 毫升

小饼干 25 克

点心二:

橘子 200 克

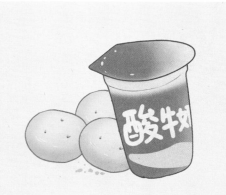

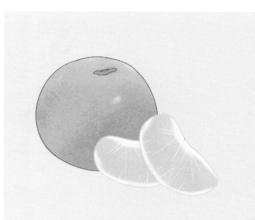

2. 身高 110 ～ 120 厘米儿童一日食谱
（1600 ～ 1700 千卡 / 日）

为满足能量所需，食谱中应含有主食 200～225 克、蔬果 500 克、肉蛋类 150～175 克、豆浆或牛奶 250～500 毫升、油脂类 3～4 汤勺。

早餐：

A套餐

虾肉馄饨：虾仁 10 枚、面粉 25 克（玉米面和面粉各 12.5 克）

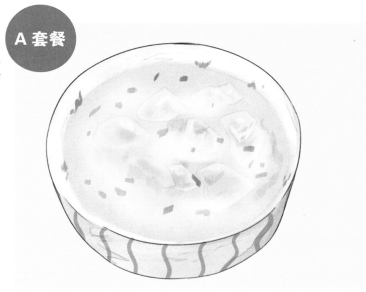

午餐：

西红柿肉末汤面：挂面 75 克、瘦肉末 25 克、西红柿 50 克、葱 2 克、油 2 毫升、盐 1 克
什锦豆腐：鸡肉片 25 克、木耳 25 克、北豆腐 10 克、豌豆 20 克、油 3 毫升、盐 1 克

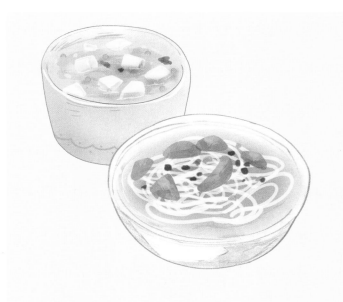

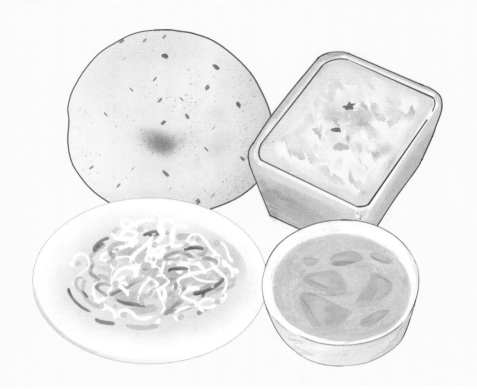

南瓜稀饭：大米 50 克、南瓜 50 克

摊饼：面粉 50 克、鸡蛋 1 个、盐 0.5 克、油 5 毫升

拌茄泥：茄子 100 克、芝麻酱 5 克（相当于油 3 毫升）、盐 0.5 克

肉丝炒豆芽：猪肉 50 克、豆芽 100 克、油 2 毫升、盐 1 克

点心一：

核桃粉 30 克，温水冲调

三明治：火腿 20 克、吐司 70 克、奶酪 15 克、青菜 50 克

点心二：

桃 200 克

蜂蜜牛奶：牛奶 250 毫升、儿童蜂蜜 5 克

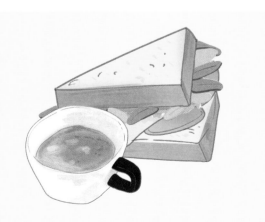

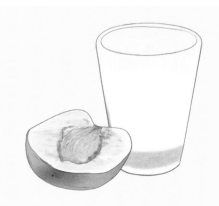

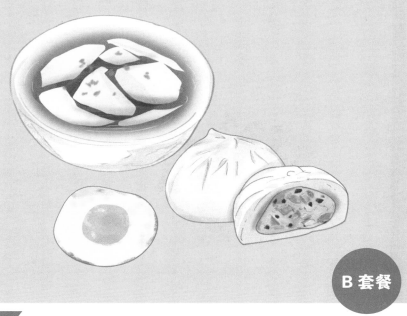

早餐：

豆腐脑 150 克
香菇鸡肉馅包子：面粉 50 克、香菇 10 克、鸡肉 50 克、油盐少许
煎鸡蛋：鸡蛋 1 个、油 3 毫升、盐少许

午餐：

樱花寿司：大米 100 克、鸡蛋 2 个、火腿 75 克、黄瓜 50 克、胡萝卜 50 克、海苔 1 片、樱花粉适量、寿司醋适量
清蒸武昌鱼：武昌鱼 100 克、油 2 毫升、盐少许
酸菜白肉粉丝煲：酸菜 50 克、白肉（五花肉）12.5 克、粉丝 75 克、油盐少许

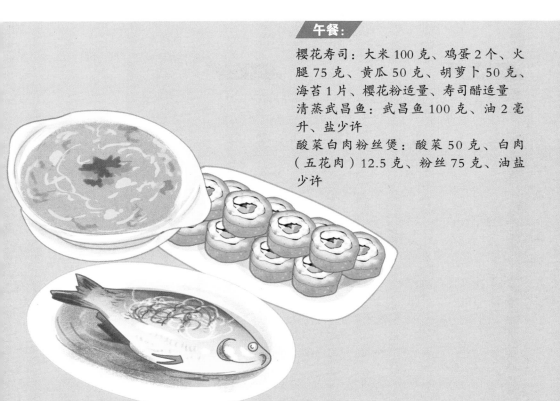

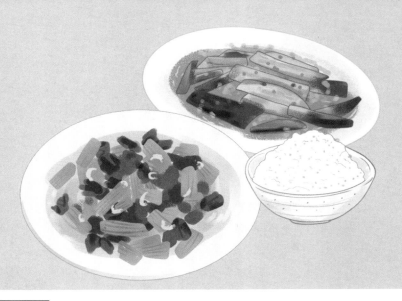

晚餐：

米饭：大米 50 克、小米 25 克
瘦肉末炒茄子：茄子 100 克、瘦肉 25 克、油盐少许
虾皮小白菜：小白菜 150 克、虾皮 10 克、油盐少许

点心一：

苹果 1 个
牛奶 250 毫升

点心二：

杏仁 10 颗
酸奶 100 毫升

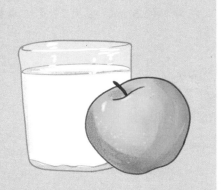

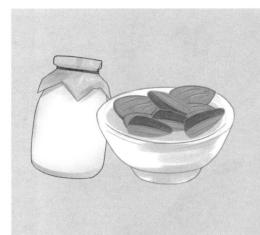

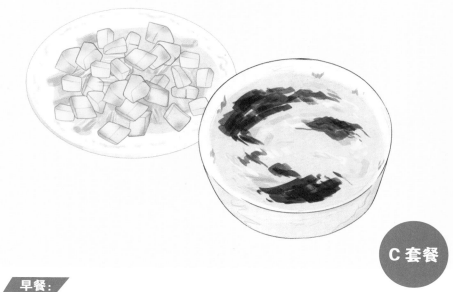

早餐：

炒馒头丁：白菜 75 克、瘦肉丁 25 克、馒头 70 克、油 10 毫升、盐少许
紫菜蛋花汤：紫菜 5 克、鸡蛋液少量、盐少许

午餐：

肉片香干芹菜：里脊肉 50 克、芹菜 100 克、香干 20 克、油 7 毫升、盐少许
烧二冬：冬笋 25 克、水发冬菇 75 克、水发木耳 10 克、油 7 毫升、淀粉 3
克、盐少许
金银卷 100 克

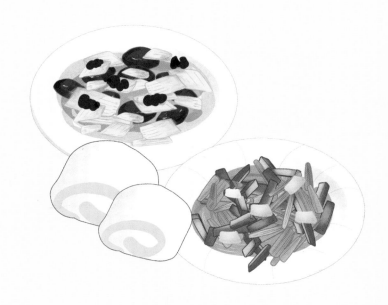

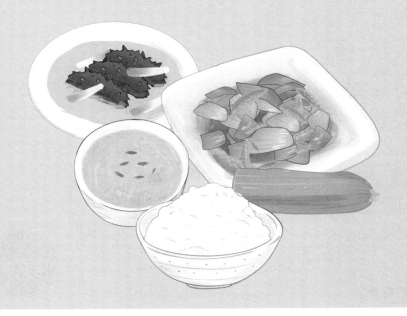

葱烧海参：海参 100 克、油 7 毫升、盐少许
烩素什锦：玉米笋 25 克、油菜 75 克、蛋皮 25 克、油盐少许
黄瓜 50 克
米饭 130 克
小米粥：小米 25 克

煮花生米 10 颗

酸牛奶 100 毫升
饼干 3 块

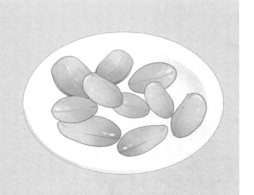

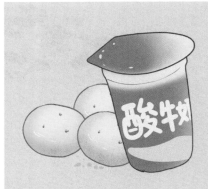

3. 身高 120 ～ 135 厘米儿童一日食谱
（1800 ～ 1900 千卡 / 日）

为满足能量所需，食谱中应含有主食 250 克、蔬果 500～750 克、肉蛋类 150～175 克、豆浆或牛奶 250～500 毫升、油脂类 3～4 汤勺。

A 套餐

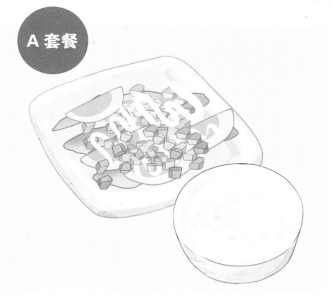

早餐：

火腿蛋沙拉：火腿丁 20 克、煮鸡蛋 1 个、熟土豆丁 50 克、胡萝卜 25 克、生菜 50 克、沙拉酱 10 克

牛奶燕麦粥：牛奶 250 毫升、燕麦片 50 克

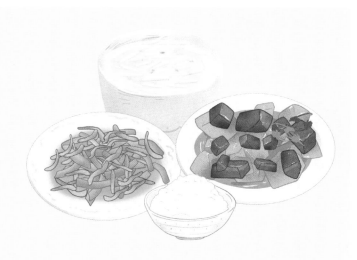

午餐：

米饭 50 克

土豆烧牛肉：土豆 50 克、牛肉 50 克、油 6 毫升、盐 3 克

苦瓜肉丝：苦瓜 100 克、瘦肉 50 克、油 3 毫升、盐 2 克

白萝卜丝汤：白萝卜 40 克、油 3 毫升、盐 1 克

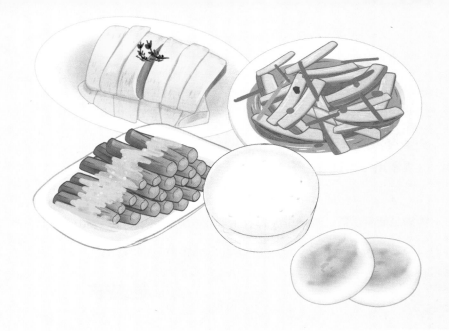

晚餐：

薏米粥：薏米 15 克、大米 10 克
发面饼 50 克
盐水鸭：鸭肉 25 克、油 5 克、盐 3 克
素烧茄子：茄子 100 克、葱 10 克、红辣椒 2 克、油 5 毫升、盐少许
芝麻酱拌豇豆：豇豆 50 克、芝麻酱 5 克（相当于油 3 毫升）、盐 2 克

点心一：

柚子 300 克
蜂蜜水 200 毫升

点心二：

花生 20 颗
酸奶 100 毫升

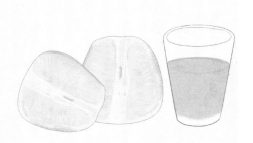

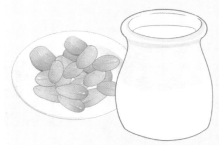

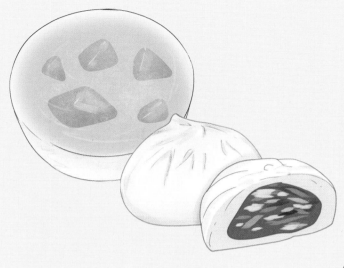

早餐：

菠菜鸡蛋馅包子：鸡蛋 1 个、菠菜 50 克、面粉 50 克、油 5 毫升
红薯粥：红薯 25 克、大米 25 克、蒜肉肠 35 克

午餐：

玉米饼：玉米面 75 克
草鱼豆腐汤：草鱼 50 克、北豆腐 50
克、油 5 毫升、盐少许
肉片炒平菇：平菇 50 克、瘦猪肉片 30
克、油 5 毫升、葱花 1 克、盐少许
素炒南瓜：南瓜 100 克、油 5 毫升、葱
花 1 克、盐少许

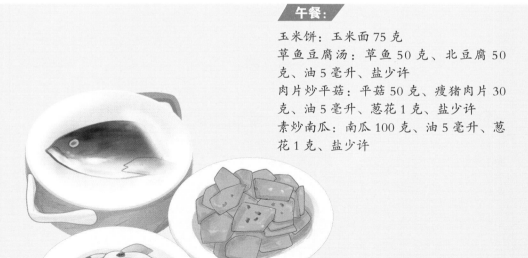

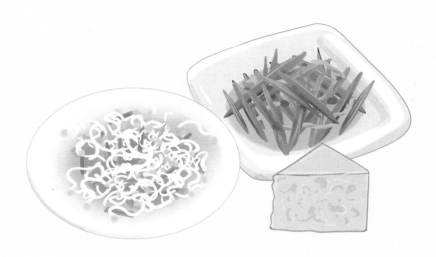

发糕：豆面 25 克、白面 50 克

扁豆炒肉丝：扁豆 100 克、瘦猪肉 30 克、油 7 毫升、盐少许

豆芽炒韭菜：豆芽 75 克、韭菜 50 克、油 3 毫升、盐少许

牛奶 250 毫升

猕猴桃 200 克

冰糖蒸梨：鸭梨 150 克、冰糖 5 克

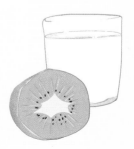

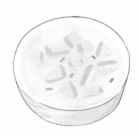

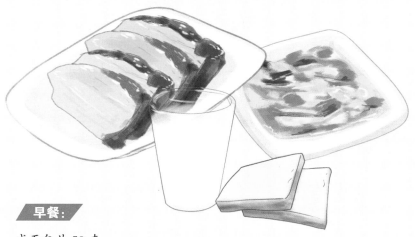

咸面包片 50 克
叉烧肉 25 克
奶粉 30 克
菠菜炒蛋：菠菜 100 克、鸡蛋 1 个、油 5 毫升、盐 1 克

C 套餐

茄子肉丁卤面条：茄子 100 克、瘦猪肉丁 30 克、面条 75 克、油 5 毫升、盐 2 克
醋熘白菜：白菜 50 克、油 5 毫升、盐 1 克
青椒肉丝：青椒 50 克、瘦猪肉 30 克、油 4 毫升、盐 1 克

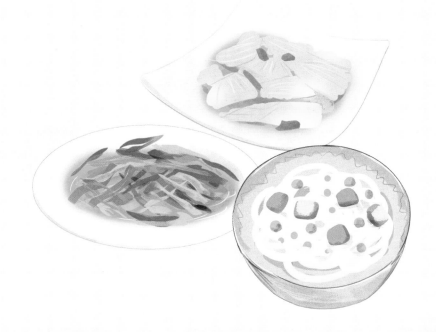

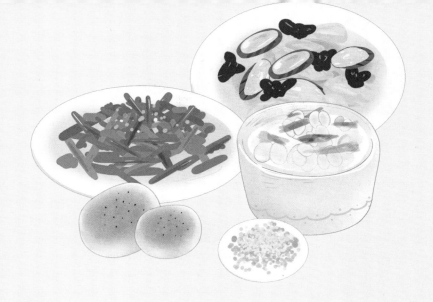

烧饼 50 克

碎菜蛤蜊汤：菠菜 50 克、面粉 25 克、蛤蜊肉 20 克、油盐少许

炒花生米碎：花生米 10 克、油 2 毫升、盐 1 克

木须肉：木耳 50 克、黄瓜 50 克、瘦猪肉片 20 克、油 5 毫升、盐 3 克

蒜蓉蒿子秆：蒿子秆 50 克、蒜少许、油 3 毫升、盐 2 克

蒸白糖山药：山药 50 克、糖 5 克

橙子 100 克

葵花子 25 克

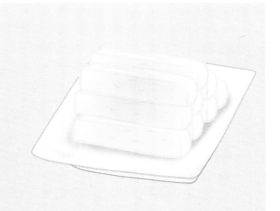

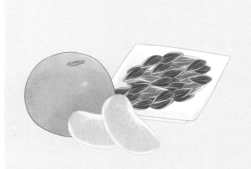

4. 身高 136 ~ 150 厘米儿童一日食谱 （2000 ~ 2100 千卡 / 日）

为满足能量所需，食谱中应含有主食 300 克、蔬果 500 ~ 750 克、肉蛋类 200 克、豆浆或牛奶 500 毫升、油脂类 3 ~ 4 汤勺。

A 套餐

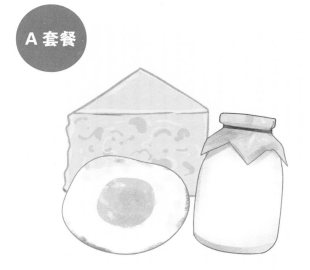

早餐：

酸奶 150 毫升
蜂糕 50 克
煎鸡蛋：鸡蛋 1 个、油 3 毫升、盐 0.5 克

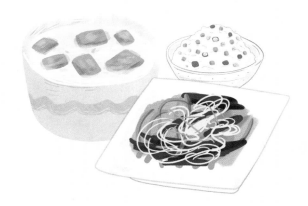

午餐：

什锦炒饭：米饭 100 克、黄瓜 50 克、午餐肉 40 克、胡萝卜 50 克、油 5 毫升、盐 2 克
清炖小排骨：排骨 50 克、盐 1 克
菠菜粉丝：菠菜 100 克、粉丝 75 克、油 4 毫升、盐 1 克

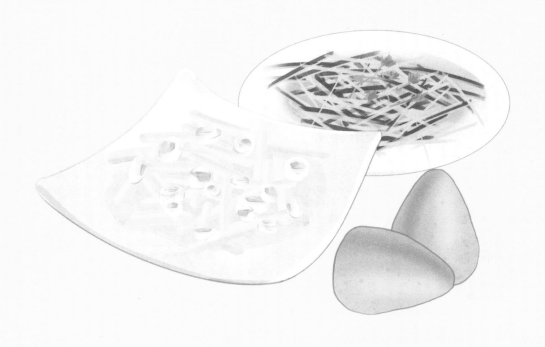

豆面小窝头：豆面 50 克、玉米面 25 克、白面 25 克
冬瓜虾仁：冬瓜 100 克、虾仁 80 克、油 5 毫升、盐 1 克
老虎菜：青椒 50 克、黄瓜 50 克、香菜少许、油 3 毫升、盐 2 克

甜杏 50 克
西瓜 100 克
核桃 2 个
牛奶 250 毫升

肉丝汤年糕：年糕 50 克、猪肉 15
克、油菜 50 克、盐少许、油 3 毫升

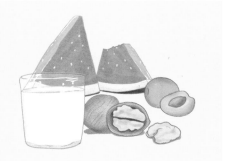

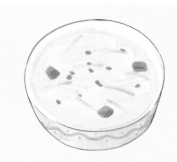

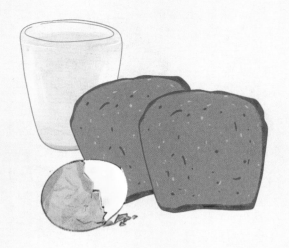

早餐：

杂粮面包 100 克
煮鸡蛋 1 个
豆浆 250 毫升

午餐：

烙饼 100 克
肉末烧豆腐：豆腐 100 克、肉末 50 克、油 3 毫升、盐 2 克
烧二冬：冬瓜 75 克、冬菇 75 克、油 3 毫升、盐 2 克

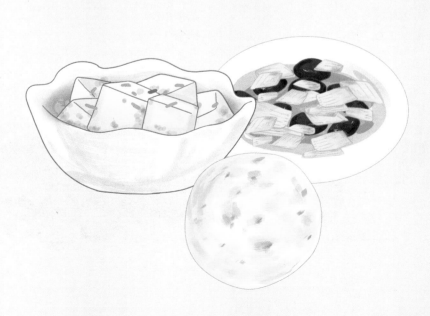

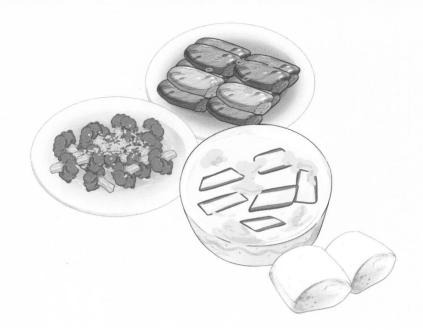

馒头 100 克
黄瓜鸡蛋汤：黄瓜 50 克、鸡蛋液少量、油盐少许
红烧鸡翅：鸡翅 100 克、盐 2 克、油适量
蒜蓉西蓝花：西蓝花 100 克、油 2 毫升、盐 2 克、蒜蓉适量

牛奶 250 毫升
苹果 200 克

栗子 10 个
核桃 3 个

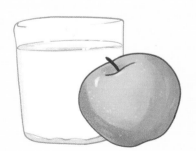

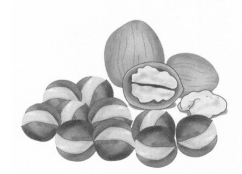

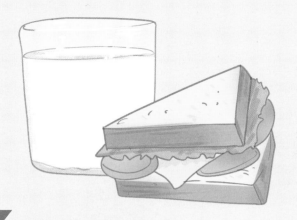

早餐：

火腿三明治：面包 50 克、火腿 40 克、煎鸡蛋 1 个、生菜 25 克
牛奶 250 毫升

午餐：

杂粮饭：大米 50 克、红豆 10 克、燕麦 10 克、小米 10 克、紫米 10 克、白薯
10 克
尖椒炒鸡丝：尖椒 100 克、鸡肉 50 克、油 3 毫升、盐 2 克
清炒莜麦菜：莜麦菜 100 克、油 2 毫升、盐少许

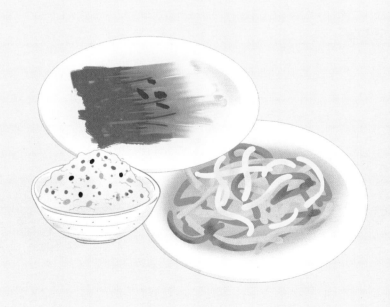

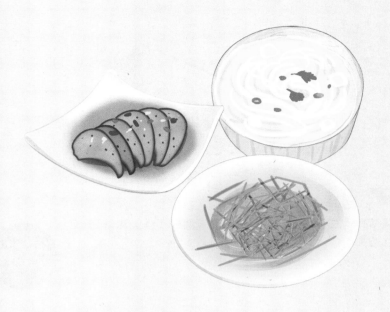

汤面：面 100 克、白菜 100 克、豆腐 50 克、盐少许
凉拌猪肝：猪肝 50 克、酱油少许、醋少许、盐少许
油炒胡萝卜：胡萝卜 100 克、油 3 毫升、盐 2 克

点心一：

橘子 50 克
瓜子 25 克

点心二：

草莓 50 克
豆浆 250 毫升

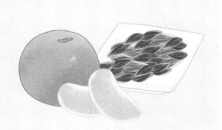

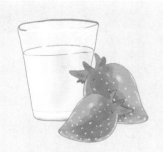

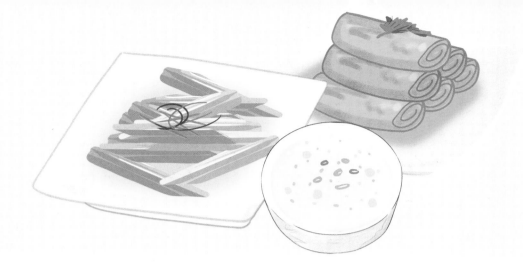

第二部分　早餐谱 10 例

1. 小肉卷、大米肉菜粥、凉拌西芹

小肉卷制作方法

材料：

面粉 50 克、五花肉 15 克、葱末 15 克、姜末 5 克、酱油 40 毫升、香油 5 毫升，以及酵母、盐、味精、碱面各适量

做法：

（1）将酵母放入盆中，用 125 毫升温水化开，加入面粉和成面团发酵，待面发起后加入适量碱水揉匀。

（2）将五花肉剁成泥，放入盆中，加入葱末、姜末、酱油、盐、味精及清水少许，搅成黏糊状，加入香油拌匀成馅。

（3）将面团放在案板上，擀成长方形薄片，抹匀肉馅，卷成卷，按笼屉大小分成段，码入屉内，用旺火蒸 15 分钟，取出稍凉一下，切成 3 厘米长的小斜段，码入盘中即可。

大米肉菜粥制作方法

材料：

大米饭 50 克、猪肉末 25 克、白菜末 25 克，以及酱油、盐、香油各适量

做法：

（1）将大米饭、猪肉末及 200 毫升清水放入锅内，置旺火上烧沸，转小火，煮至将熟时，加入白菜末，再煮 10 分钟左右。

（2）将粥煮至黏稠时，加入酱油、盐、香油调匀，盛入碗中，稍凉即可食用。

凉拌西芹制作方法

材料：

西芹一把、花生油少许、盐少许、香油少许

做法：

（1）将西芹的叶子择去洗净。

（2）在锅中放上水，烧开后放入花生油，再放入西芹，无须煮太久，三四分钟即可。

（3）将西芹捞出放入冷水中过冷后，将西芹去皮切段，装盘加入盐、香油拌匀即可。

营养评价：

含有丰富的蛋白质、脂肪、糖类、维生素 B_1、维生素 C、维生素 E 和烟酸等多种营养素，还含有钙、铁等对人体有益的成分。

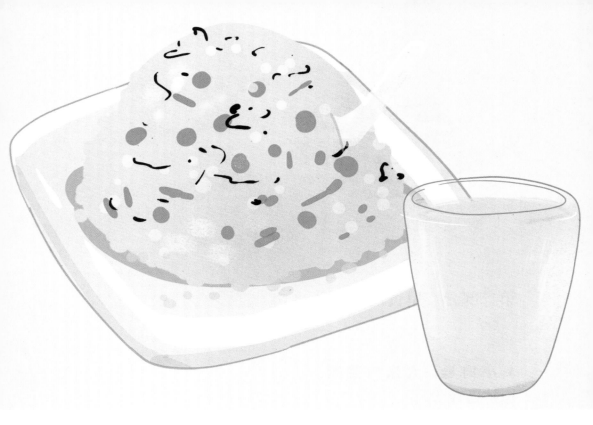

2. 土豆泥拌饭、豆浆

土豆泥拌饭制作方法

材料:

土豆 300 克、大米 50 克、牛肉或猪肉 10 克、绿豆芽 5 克、水芹菜或菠菜 5 克、蕨菜 5 克、桔梗 5 克、蘑菇 5 克、紫菜 5 克、葱 2 克、蒜 2 克、酱油 3 毫升、豆油 3 毫升、芝麻盐 1 克、胡椒面 0.1 克、鸡蛋 1 个

做法:

（1）土豆剥皮洗净后，切成小块放入水中。将葱和蒜切成末。

（2）将大米洗净后放入水中泡着。

（3）在酱油中放入葱末、蒜末、芝麻盐、胡椒面，做成调料酱。

（4）牛肉切成丝，用调料酱腌制。绿豆芽用水烫一下，用调料酱拌好。水芹菜用水烫一下，切成 4~5 厘米的段，用调料酱拌好。蕨菜和桔梗煮完以后，过一遍凉水。蕨菜切成 4~5 厘米的段，桔梗撕成与蕨菜差不多的大小。蘑菇洗净撕成细丝，紫菜用火烤之后弄碎。

（5）锅热了以后放入豆油，将准备好的鸡蛋、牛肉、蕨菜、桔梗、蘑菇按顺序放进去炒。

（6）在一个锅中放入准备好的土豆，加水煮一会儿，再放入大米用旺火煮。饭煮熟后关火闷一会儿，最后拌匀放入碗中。将炒好的牛肉酱以及拌好的绿豆芽、水芹菜按颜色摆好，最后放上碎紫菜。

营养评价:

食物种类丰富，含有大量的蛋白质、脂肪、糖类和丰富的维生素 C、钙、铁、锌等。

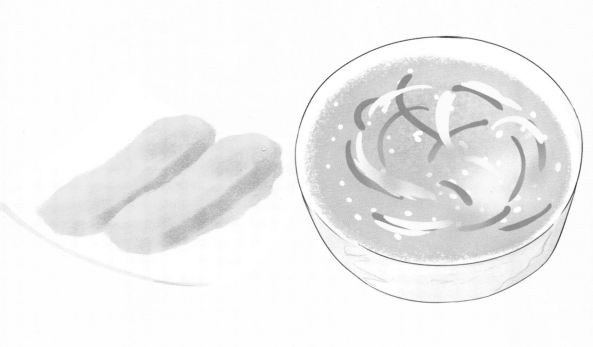

3. 脆皮香蕉、鸡丝青椒粥

脆皮香蕉制作方法

材料：
香蕉 2 根、鸡蛋 1 个、面粉少许、面包糠少许、油 1 碗

做法：
（1）香蕉带皮切成小段，再去皮。鸡蛋打成蛋液。
（2）将香蕉段先裹面粉，再裹蛋液，最后裹上面包糠。
（3）锅里放 1 碗油，烧至七成热，放入香蕉，用中火炸成金黄色即可。

鸡丝青椒粥制作方法

材料：
大米、鸡脯肉、青椒、盐各适量

做法：
（1）将大米淘洗干净，放在清水中浸泡一会儿（这样煮出的粥细软香浓）。煮粥很简单，大火煮开后转小火，慢慢煮至米粒开花就足够黏稠了。如果希望更加黏稠，可以加入适量的糯米。
（2）将鸡脯肉放入水中煮，一直煮到鸡肉能用筷子轻松扎透就可以了。然后将煮熟的鸡肉撕成细丝。煮鸡脯肉时可以不加任何调料，也可以先煮鸡肉，然后用煮鸡肉的汤来煮粥。
（3）青椒切成细丝。
（4）在粥中放入鸡肉丝和青椒丝，再放入一些盐调味，煮一小会儿就可以了。

营养评价：
香蕉含有丰富的维生素和矿物质，易消化、易吸收，偏甜的口味更易被孩子接受。

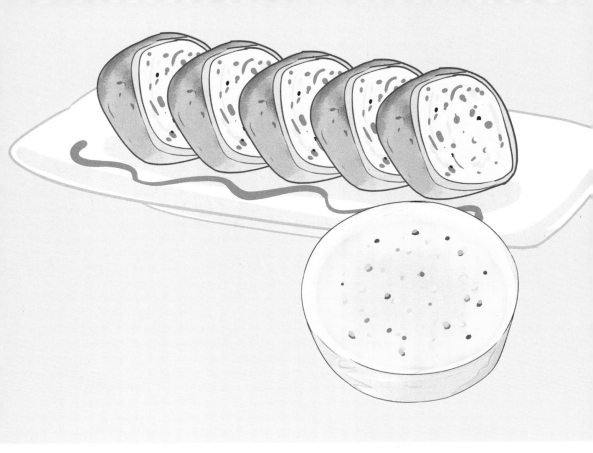

4. 鱿鱼包饭、薏仁燕麦粥

鱿鱼包饭制作方法

材料:

大米、鱿鱼、紫甘蓝叶子、香菇、生抽、盐、酱油、鸡肉粉、香油各适量

做法:

（1）泡好的米滤去水（不用滤得很干），然后加生抽、少许盐、一点酱油、一点鸡肉粉拌匀。

（2）将切碎的紫甘蓝和香菇加入米中拌匀，再加点儿香油拌一下。

（3）将拌好的米塞到鱿鱼的肚子里（七八成满就可以了），再用牙签封口（米煮熟后会胀）。

（4）把塞米的鱿鱼放到锅里蒸20分钟左右（如果是大鱿鱼，蒸的时间要长一些），关火闷一会儿。

（5）鱿鱼放凉后切块装盘。

薏仁燕麦粥制作方法

材料:

薏仁90克、燕麦粒45克、荸荠3粒、松仁1大勺、核桃仁1大勺、鸡蛋1个

做法:

（1）将薏仁、燕麦用水泡软。

（2）荸荠去外皮，和松仁、核桃仁一起放入果汁机中，加180毫升水打碎后，和薏仁、燕麦一起放入锅中，再加450毫升水以小火煮烂。

（3）蛋取蛋白打散加入拌匀即可。

营养评价:

坚果种类较多，含有丰富的钙、锌、铁等矿物质，能促进孩子的生长发育。

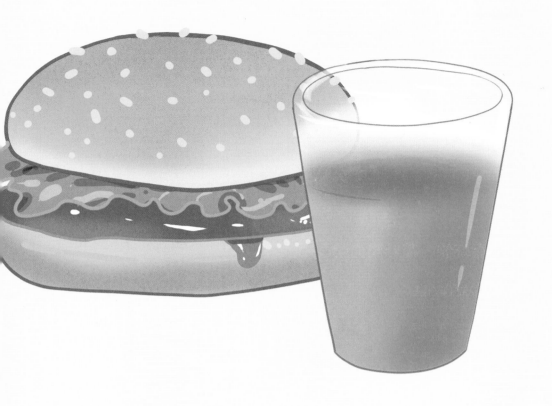

5. 牛肉汉堡、鲜榨胡萝卜汁

牛肉汉堡制作方法

材料:
牛绞肉 75 克、猪绞肉 75 克、生菜 3 片、糖 2 小匙、淀粉 2 小匙、麻油 1 小匙、蚝油 1 大匙、生姜 1 片、白胡椒粉少许、番茄酱适量

做法:
（1）将牛绞肉、猪绞肉及糖、淀粉、麻油、生姜、白胡椒粉搅拌后甩打数次，分成 3 份。
（2）取一平底锅，加入 1 大匙耗油，热锅后，把绞肉压扁煎熟。
（3）取一盘子，摆上汉堡肉，加一片生菜，淋上番茄酱（也可夹在汉堡面包里）即可。

营养评价:
牛肉富含维生素 B_6、钾、蛋白质、锌、镁。钾会影响蛋白质的合成以及生长激素的产生，从而影响儿童生长。

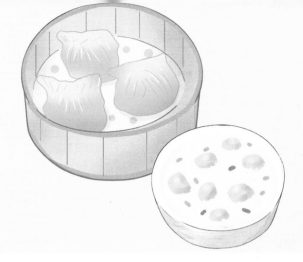

6. 水晶虾饺、荷叶鸡肉粥

水晶虾饺制作方法

材料：

澄粉 450 克、淀粉 50 克、虾肉 125 克、肥猪肉适量、干笋丝 125 克、猪油 90 毫升，盐、味精、白糖、香油、胡椒粉各适量

做法：

（1）将澄粉、淀粉加盐拌匀，用开水冲搅，加盖儿闷 5 分钟，取出揉透，再加猪油揉匀成团，待用。

（2）把 2/3 的虾肉洗净沥干水分，用刀背剁成细蓉，放入盆中。1/3 的虾肉煮熟后切成小粒。肥猪肉用开水稍烫一下，冷水浸透切成小粒。干笋丝用水泡发，漂清，加些猪油、胡椒粉拌匀。

（3）在虾蓉中加点盐，用力搅拌，放入熟虾肉粒、猪肉粒、干笋丝、味精、白糖、香油拌匀，放入冰箱内冷冻。

（4）将澄面团制皮，包入虾馅，捏成水饺形，上笼旺火蒸熟即可。

荷叶鸡肉粥制作方法

材料：

鸡腿 200 克、粳米 100 克、料酒 10 毫升、新鲜荷叶 1 片（叶大、色绿者为佳）、小葱 2 根，盐、鸡精各适量

做法：

（1）把鸡腿洗净，骨、肉分离。

（2）鸡肉切成小丁，骨剁成小块，分别用料酒、盐腌至入味（约半小时）。

（3）荷叶用清水冲洗干净，折成扇形，剪去边缘（以便展开后形成一个圆形，大小以略大于煲粥的锅盖为宜）做一个荷叶锅盖。将剪下的边缘荷叶剪成小块。

（4）锅中倒入清水大火烧开，放入荷叶碎焯烫 2 分钟后将荷叶碎捞出待用。然后将焯烫荷叶碎的水淋洗荷叶锅盖的正面（新鲜的荷叶清洗之后，一定要用开水焯烫，因为荷叶的正面有一层薄薄毛绒，需焯烫一下，方能有效去除上面的杂质）。

（5）换一砂锅煮粥。锅中倒入清水，再加入焯烫过的荷叶碎，大火烧开后煮 5 分钟，使水变成深色。

（6）取出荷叶碎弃之，放入鸡骨，除去血沫。

（7）放入淘洗干净的粳米。

（8）盖上荷叶锅盖，小火煮至粥黏稠。起锅前，倒入鸡肉丁煮至快熟时放入盐、鸡精拌匀后关火即可，最后撒上一些葱花增香。

营养评价：

澄粉、淀粉中含有大量消化酶、卵磷脂、精氨酸。

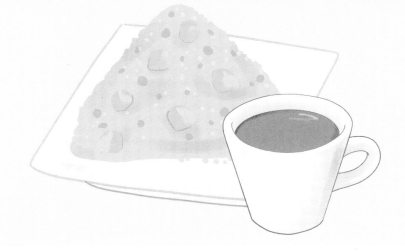

7. 菠萝炒饭、巧克力奶

菠萝炒饭制作方法

材料：

剩米饭 1 小碗、黄瓜 50 克、胡萝卜 30 克、洋葱 30 克、甜玉米粒 20 克、菠萝 50 克、盐 1 克、白胡椒粉 3 克、油适量

做法：

（1）黄瓜、胡萝卜、洋葱分别洗净切成小丁。菠萝放入盐水中浸泡 20 分钟，取出沥干水分，切小丁。

（2）锅中倒入少许油，烧至五成热时，放入洋葱丁炒香。

（3）闻到洋葱香气后放入胡萝卜丁，继续翻炒。

（4）放入米饭，转中火继续炒，直到把米饭炒散。

（5）放入甜玉米粒、黄瓜丁、菠萝丁翻炒均匀，然后加盐、白胡椒粉调味即可。

营养评价：

菠萝含果糖、葡萄糖、蛋白质、氨基酸、有机酸等成分；多吃玉米能抑制抗癌药物对人体的副作用，刺激大脑细胞，增强人的脑力和记忆力。

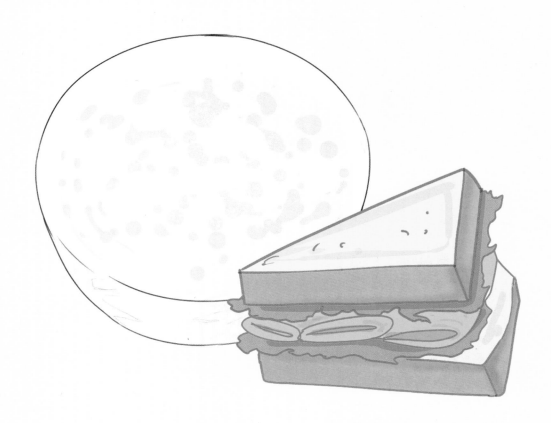

8. 三明治、芋头粥

三明治制作方法

材料：

法棍面包、火腿片、生菜、西红柿、奶酪片各适量

做法：

（1）生菜洗净，西红柿洗净切片，面包斜切成两半。

（2）在面包上依次铺上火腿片、奶酪片、西红柿片、生菜即可。

芋头粥制作方法

材料：

芋头半个、肉汤 1 大匙，盐、酱油各适量

做法：

（1）芋头剥皮切成小块，用盐腌一下再洗净。

（2）将芋头炖烂后捣碎并过滤。

（3）将肉汤及芋头放在小锅里煮，并不时地搅一下。

（4）煮至黏稠后加酱油调味。

营养评价：

芋头富含蛋白质、钙、磷、铁、钾、镁、钠、胡萝卜素、烟酸、维生素 C 以及 B 族维生素。

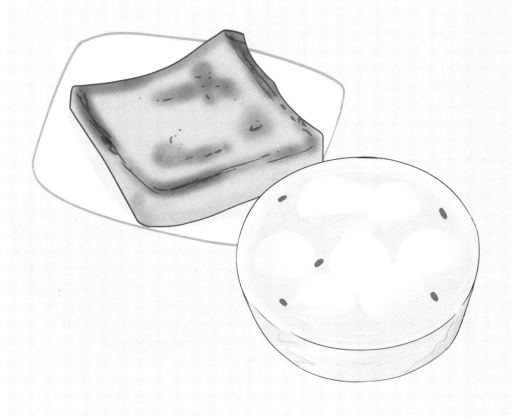

9. 酒酿元宵、法式煎吐司

酒酿元宵制作方法

材料：

水磨糯米粉、精面粉、米酒酿、绵白糖、桂花卤各适量

做法：

（1）糯米粉中加入精面粉、清水拌匀，搓成长条状，切成细丁滚圆（做元宵）。把元宵放入沸水锅中煮熟，放入糖、桂花卤。

（2）将米酒酿放入碗内，用锅中的汤冲匀，再放入元宵。

法式煎吐司制作方法

材料：

吐司 2 片、鸡蛋 1 个、牛奶 50 毫升、白糖 15 克、香草少许、黄油适量

做法：

（1）鸡蛋加白糖打散，加入牛奶、香草拌匀。把吐司浸入蛋奶液中（10 分钟左右，浸的时间越长，口感越松软）。

（2）平底锅加热，放少许黄油熔化后，放入吐司片，煎至两面金黄色即可。

营养评价：

鸡蛋富含维生素 A、维生素 D、维生素 B_2 及铁，还有人体必需的组氨酸、卵磷脂，是人体发育不可缺少的营养素。

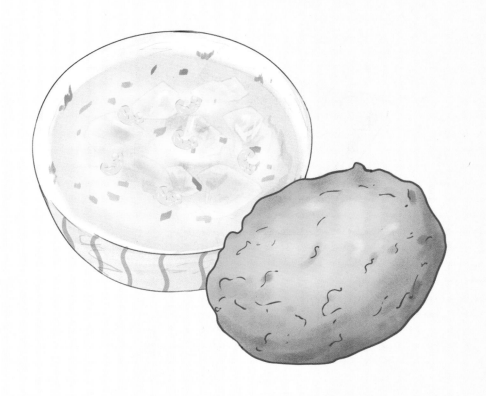

10. 虾仁馄饨面、可乐饼

虾仁馄饨面制作方法

材料：

虾仁 100 克、肥肉馅 50 克、鸡蛋云吞皮、鸡蛋面、2 个鸡蛋蛋清、青菜（菜心或生菜）、盐、味精、生抽、胡椒粉、香油

做法：

（1）将虾仁、肥肉馅、2 个蛋清加入适量的盐和味精一起拌成馅料，其间加入清水 2 次，直到所有的水分都被吸收。

（2）用云吞皮将馅料按云吞的包法包好。

（3）水煮沸，加入云吞煮熟捞出备用。将鸡蛋面煮熟，过冷水后放碗里备用。

（4）将水、盐、生抽、胡椒粉、香油用大火煮沸后浇入面里，然后加上云吞。

（5）把青菜用热水烫熟后摆在面和云吞上即可。

可乐饼制作方法

材料：

土豆、猪肉末、洋葱末、盐、鸡精、蛋液、面包糠、油各适量

做法：

（1）土豆切片，蒸熟，捣成土豆泥。

（2）锅里放少许油，把洋葱末炒熟，放入猪肉末、盐、鸡精，翻炒到肉末变色就可以了。

（3）把炒好的配料加入土豆泥中，拌匀。

（4）把土豆泥做成自己喜欢的形状，裹蛋液、面包糠，下锅炸到金黄色就可以了。

营养评价：

蛋白质丰富，还含有丰富的钾、钠、镁、磷等矿物质及维生素 A 等成分。

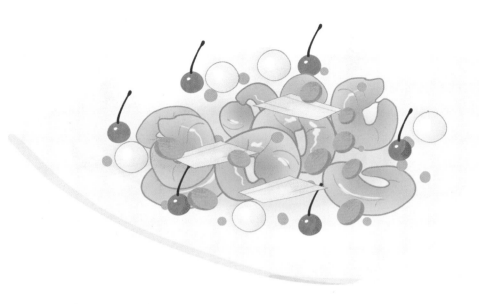

第三部分　素菜谱 10 例

1. 蘑菇素虾烩双球

材料：
蘑菇 250 克、红樱桃 6 颗、龙眼 5~6 颗、胡萝卜 25 克、青豆 10 克、水发冬笋 15 克、姜丝 10 克、盐、蘑菇精、素鲜汤、淀粉、发酵粉、油

做法：
（1）蘑菇剪成虾形。胡萝卜、冬笋洗净切成丁。
（2）用淀粉、发酵粉制成面糊，将虾形蘑菇裹上面糊放入七成热的油中，炸至金黄色。
（3）锅中放少许油，加入姜丝炒香，再加入胡萝卜丁、冬笋丁、青豆翻炒 3 分钟，再加入盐、蘑菇精、素鲜汤，烧开后勾芡（用水淀粉），倒入虾形蘑菇，颠两下装盘。最后用龙眼、红樱桃围边即可。

营养评价：
含蛋白质、脂肪、糖类、粗纤维、钠、钾、钙、磷、铁，补脾开胃。

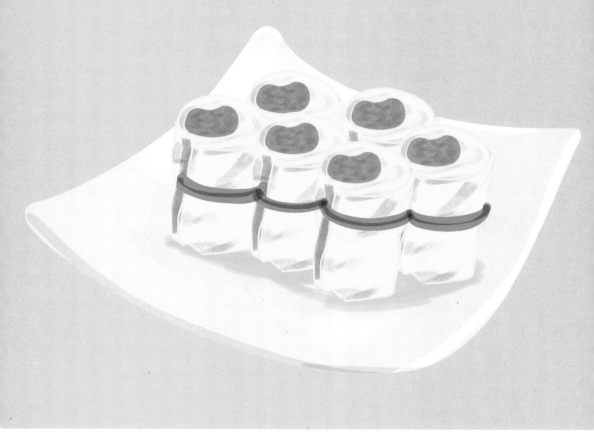

2. 玉带泡菜卷

材料:
圆白菜、胡萝卜、芹菜、干辣椒、花椒、生姜、白醋、盐、素易鲜各适量

做法:
(1)将洗净的圆白菜的叶子一层层剥下,放入锅中烫一下,过凉水备用。
(2)胡萝卜洗净去皮,切成火柴棒粗细的丝备用。
(3)圆白菜摊开,把胡萝卜丝放入一侧,卷成手指粗的卷。逐个卷好后,用牙签固定放在大盘中备用。

(4)锅中放入水、干辣椒、花椒、生姜烧开后煮一会儿。离火,加入白醋、盐、素易鲜调好口味,放凉后把菜卷放入,最后放冰箱冷藏24小时。
(5)取出菜卷,切成约3厘米长的段。芹菜用开水烫一下,过凉水。用芹菜逐一扎紧菜卷,剪刀修剪结头至整齐,摆成自己喜欢的造型即可。

营养评价:
含有丰富的维生素 C、维生素 E。

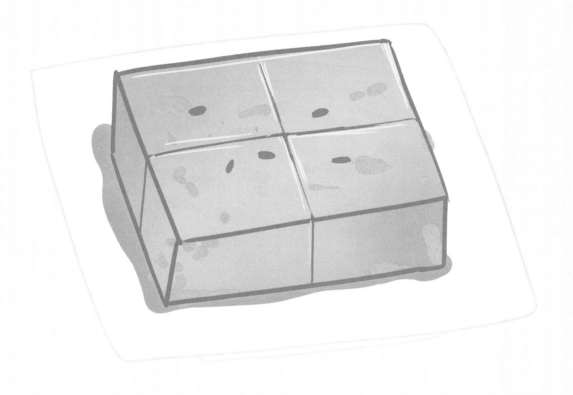

3. 翡翠豆腐

材料：
豆腐一块、枸杞、芹菜、盐、淀粉、味精、五香粉

做法：
（1）将豆腐切成4小块，撒上五香粉、盐。枸杞洗净，用温水泡软。
（2）把芹菜用打汁机打碎，把汁倒出后加入淀粉、盐、味精拌匀备用。
（3）将豆腐块整齐地码在盘中，浇上调好的汁放入锅中蒸熟，撒上枸杞即成。

营养评价：
制作豆腐的大豆含有丰富的营养，有益于儿童生长发育。

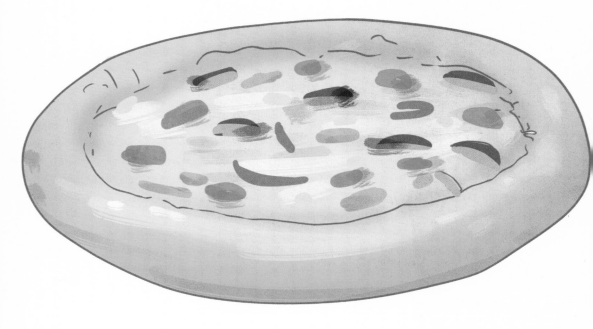

4. 素食比萨

材料:
牛奶、面粉、酵母、番茄酱、沙拉酱、植物油、熟甜玉米豆、蘑菇丁(口蘑丁最好)、胡萝卜小片、青椒小块、红椒小块、橄榄菜、榛子碎、核桃仁、松子仁、奶酪丝各适量

做法:
(1)温牛奶(40摄氏度左右为宜)中加入适量酵母(若欲快速发酵,需多加一些),加入面粉,搅拌均匀(面要稀软一些),和好发酵(喜欢奶味重的人可在牛奶中再加入适量的奶油)。

(2)面发酵好后,预热平底锅,锅底刷一层薄植物油,将发好的面平摊在锅底上,面饼上淋少许植物油后加一层番茄酱、一层沙拉酱,再撒上蔬果类的备料,最后均匀地摆上奶酪丝,用小火烙15分钟左右即可。

营养评价:
本菜品含有多种蔬菜和坚果,除了蛋白质、脂肪、糖类,胡萝卜素、维生素 B_1、维生素 B_2、维生素 E 的含量也很丰富。

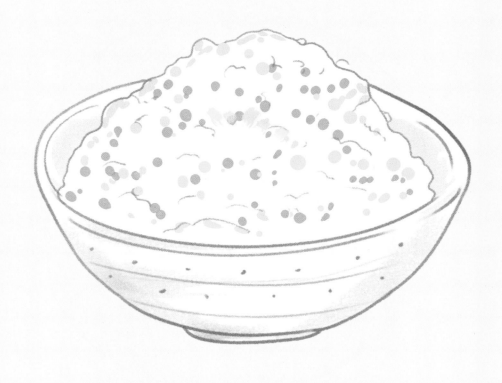

5. 翡翠饭

材料:
白饭、芥蓝、麻油、姜末、盐、香菇粉各适量

做法:
（1）芥蓝洗净去梗，将叶子切成细丝备用。
（2）热锅放麻油，爆炒姜末，加入适量的盐及

香菇粉，倒入白饭充分翻炒后熄火，最后拌入
芥蓝丝即可。

营养评价:
芥蓝含丰富的钙、维生素 A、维生素 C。

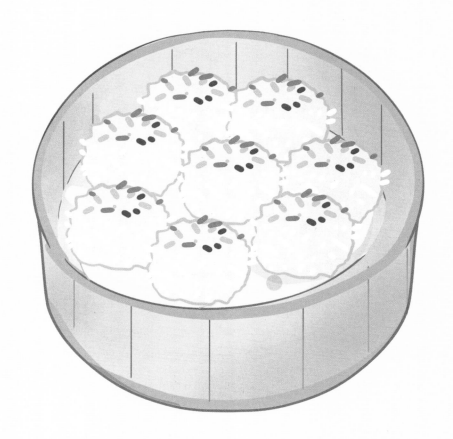

6. 珍珠丸子

材料：
糯米 90 克、素肉碎 45 克、老豆腐 1 块、荸荠
末 30 克、面粉 2 大匙

做法：
（1）糯米洗净泡水 4 小时，沥干。
（2）素肉碎用油炒过，加入其余材料拌匀，做

成乒乓球大小的丸子，再裹上糯米，上锅大火
蒸 8 分钟即可。

营养评价：
本菜品含有蛋白质、脂肪、糖类、钙、磷、铁
以及 B 族维生素。

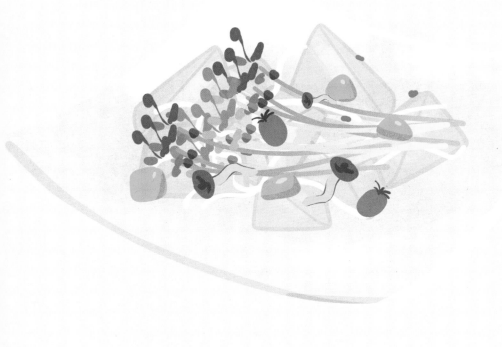

7. 春笋沙拉

材料：
笋 80 克、豌豆苗 10 克、黄甜椒 15 克、小番茄 10 颗、柳松菇 5 克、沙拉酱 10 克、原味酸奶 20 毫升、米、盐

做法：
（1）把笋洗净切成滚刀块后，放进加了适量的盐及少许米（米可去除涩味）的沸水中氽烫，然后捞起放凉备用。
（2）黄甜椒洗净切细条，与豌豆苗、柳松菇一起用沸水氽烫，捞起冲冷水放凉。小番茄洗净去蒂备用。

（3）取 3 颗小番茄放入果汁机中搅打均匀，倒出后拌入沙拉酱、原味酸奶备用。
（4）将（1）和（2）的所有材料摆盘，食用时淋上（3）的调味酱料即可。

营养评价：
含有丰富的植物蛋白以及钙、磷、铁等人体必需的营养成分和微量元素，特别是纤维素含量很高，常食可帮助消化、促生长。

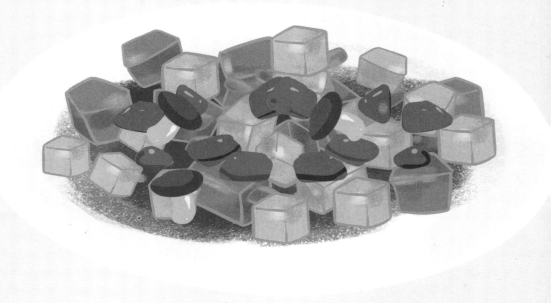

8. 宫保豆腐

材料：
北豆腐、炸花生米、香菇、青红椒、豆瓣酱、酱油、糖、素鸡精、盐、水淀粉、花椒、油

做法：
（1）豆腐切成边长为1厘米的小块，青红椒和香菇切成1厘米长的段。
（2）将酱油、糖、素鸡精、盐和水淀粉调成汁。
（3）锅里倒入油烧热，将豆腐炸成金黄色捞出控油。青红椒段和香菇段过油捞出备用。

（4）原锅留底油烧热，放入花椒10粒，炸响后取出，再加入豆瓣酱煸炒，炒香后加入调好的汁以及备好的豆腐块、青红椒段、香菇段和炸花生米炒匀即可。

营养评价：
人体对豆腐的消化吸收率高达95%，可见，豆腐是大豆家族中于人最有益处的。

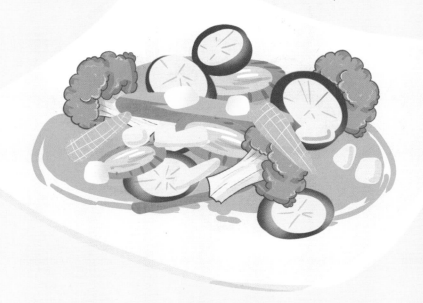

9. 炒素什锦

材料：
新鲜蘑菇 40 克、水发香菇 40 克、黄瓜 40 克、胡萝卜 40 克、西红柿 40 克、西蓝花 40 克、玉米笋 40 克、荸荠 40 克、莴苣 40 克、淀粉适量、食用油 50 毫升、素高汤适量、胡椒粉 1 小匙、盐 1 小匙、味精 1 小匙

做法：
（1）蘑菇和香菇切成扇形块，黄瓜、胡萝卜切成段。
（2）西红柿去皮切菱形块，西蓝花掰成小朵。
（3）玉米笋切段，荸荠、莴苣均削成块状。
（4）把前面切好的食材都放入沸水中焯一遍。
（5）锅内放少许油，烧热，放入焯过水的食材，加入适量素高汤及其他调料（胡椒粉 1 小匙、盐 1 小匙、味精 1 小匙）进行翻炒，最后勾芡（用水淀粉）即可。

营养评价：
本菜品含有大量蔬菜，富含胡萝卜素、维生素 C 以及 B 族维生素等。

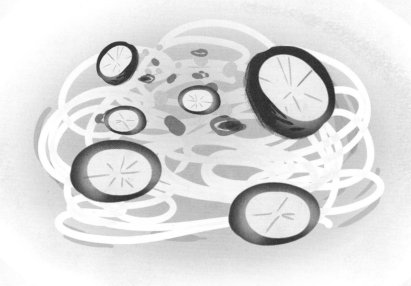

10. 五彩魔芋丝

材料：
魔芋、红椒、青椒、香菇、盐、鸡精、醋、辣椒油、葱、姜各适量

做法：
（1）将魔芋切成丝放入锅中煮一下捞出过凉水控水备用。香菇用开水泡发好。红椒、青椒、香菇分别切成丁。葱、姜切成末。

（2）将红椒、青椒、香菇、葱和姜同魔芋一起放入器皿中，加入盐、鸡精、醋、辣椒油搅拌均匀即可食用。

营养评价：
魔芋不仅含有大量蛋白质和16种氨基酸，还富含人体必需的微量元素。

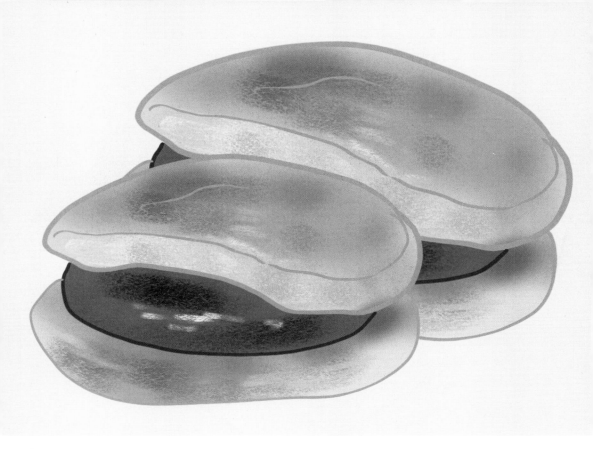

第四部分　加餐点心 10 道

1. 铜锣烧

材料:

鸡蛋 2 个、糖 10 克、黄油 20 克、牛奶 100 毫升、蜂蜜 80 克、低筋面粉 120 克、红豆沙适量

做法:

（1）取一容器，加入黄油、糖拌匀，再依次加入鸡蛋、蜂蜜和牛奶搅打均匀，然后筛入低筋面粉充分拌匀。

（2）覆保鲜膜，静置 20 分钟。

（3）平底锅加热后转小火，用勺子加入面糊，单面煎一会儿，表面冒出许多小泡泡后翻面。另一面再煎一会儿，成浅米黄色就好了。

（4）在其中一个饼皮的浅色面涂上红豆沙，取另一个饼皮盖上就是铜锣烧了。

营养评价:

富含 DHA 和卵磷脂、卵黄素，对神经系统和身体发育有利，能健脑益智，改善记忆力，并促进肝细胞再生。

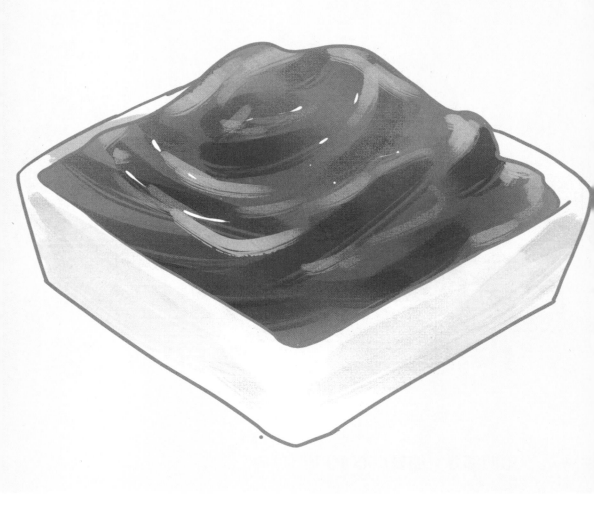

2. 红豆沙

材料：
红豆 90 克、砂糖 200 克、色拉油 30 毫升

做法：
（1）在锅中放 360 毫升水，加入红豆用中火煮，煮沸后再加 45 毫升水继续煮，等它第二次沸腾后，捞出红豆沥干。
（2）将红豆再倒回锅中，将干净纱布盖在红豆上，然后用小火将红豆煮烂，其间水煮干时必须加水继续煮，直到将红豆煮烂为止。
（3）红豆煮烂后，放入筛网上，以木勺一边压碎一边过滤。
（4）把过滤的红豆放入布袋中，再加一点水，用力拧干。

（5）锅中放 20 毫升水、砂糖及色拉油一起煮，等糖完全溶解后，加入 1/3 的红豆，用小火慢慢煮。
（6）过一段时间后，再加 1/3 的红豆，用小火继续煮。
（7）把剩余 1/3 的红豆全部放入锅中，用木勺不停地搅拌。
（8）煮好的红豆沙放进小碗中，使之冷却即可。

营养评价：
红豆沙除了含蛋白质、脂肪，还含有维生素 A、维生素 C、B 族维生素、植物皂素以及铝、铜等微量元素。

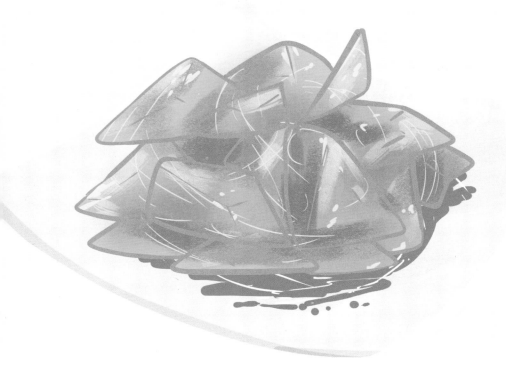

3. 拔丝芋头

材料：
芋头 500 克、芝麻 10 克、白糖 200 克、熟猪
油或清油 750 毫升

做法：
（1）把芋头洗净去皮，切成滚刀块或菱形块。
（2）芝麻拣去杂质后待用。
（3）火上架炒锅，锅烧热后倒入 750 毫升油
至六成热时，将芋头块放入，炸成金黄色捞出
控油。

（4）将炒锅内的油倒出，留余油 15 毫升，将
白糖放入锅中不停地搅动，使糖受热均匀熔化，
但火不宜太大，等糖液起针尖大小的泡时，迅
速将炸好的芋头块倒入，撒上芝麻，颠翻均匀
后装盘即可。

营养评价：
芋头中富含蛋白质、钙、磷、铁、钾、镁、钠、
胡萝卜素、烟酸、维生素 C，以及 B 族维生
素、皂角苷等多种成分。

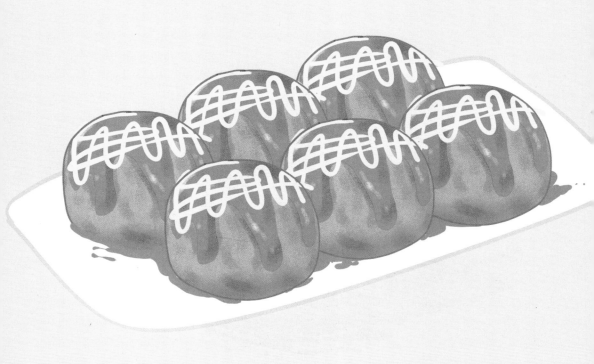

4. 章鱼烧

材料:
章鱼若干、面粉 90 克、蛋 1 个、水 45 毫升、盐 1 小匙、发粉 1 小匙、油、乌醋或美奶滋、柴鱼片、青海苔粉

做法:
（1）将面粉、蛋、水、盐、发粉放入碗中搅拌均匀。
（2）章鱼切小块备用。
（3）将烧烤模型加热后用刷子涂上一层薄薄的油，再将搅拌好的面糊倒入模型的圆洞中（约3/4 满），然后将章鱼块加入面糊中，再浇上少许面糊将材料盖住。注意，先倒入模型的面糊会膨胀溢出，所以要注意面糊的膨胀状况，若有溢出的部分需用竹签拨回洞中。
（4）烤至面糊周边与模型分开时，用竹签从章鱼烧边缘画一圈后将章鱼烧翻面继续烤。
（5）等到整个章鱼烧膨胀至圆形时，继续使用竹签翻转几次，烤至全熟取出涂上适量的乌醋或美奶滋，再撒上柴鱼片与青海苔粉即可。

营养评价:
章鱼不仅含有丰富的蛋白质、矿物质等营养元素，还富含天然牛磺酸。

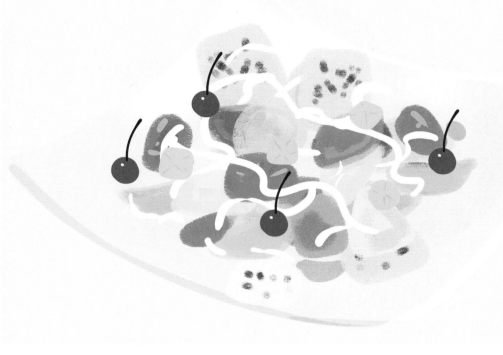

5. 水果沙拉

材料：
菠萝 50 克、苹果 50 克、猕猴桃 50 克、香蕉 50 克、小西红柿 8 个、樱桃若干、果醋 90 毫升、白糖少许

做法：
（1）将菠萝、苹果、猕猴桃、香蕉切成方糖大小的丁，小西红柿切成块。
（2）加入白糖和果醋拌匀，放入冰箱腌 1 小时。

（3）1 小时后从冰箱取出腌好的水果，加入去蒂的樱桃即可。

营养评价：
矮小症的儿童体内缺锌，苹果含有丰富的锌，对儿童的智力发育和生长发育皆有好处，经常食用，最为适宜。

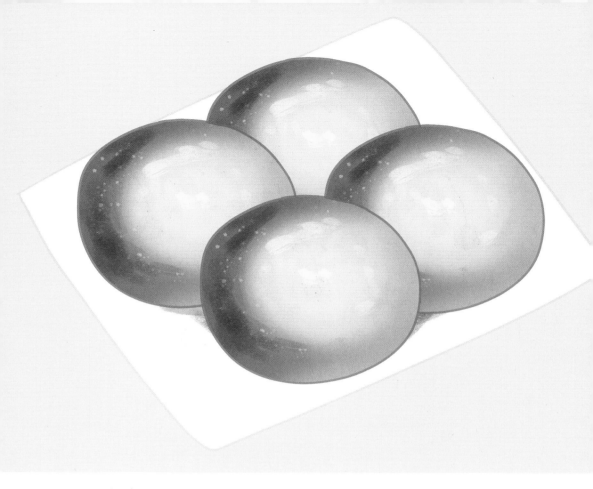

6. 面包布丁

材料:
牛奶 125 毫升、高乐高 2 勺、鸡蛋 1 个、面包丁 40 克、白糖少许

做法:
（1）牛奶稍稍加热，放入高乐高和一点点白糖混合均匀，再放入打散的鸡蛋，混合均匀。
（2）放入面包丁。用勺子把面包丁按碎，让面包碎在液体中多浸泡一会儿。

（3）将浸泡好的面包碎装入小碗或者布丁模具，覆上保鲜膜，上锅中火蒸熟（大概需要 15 分钟，视容器大小调整时间）。

营养评价:
牛奶中不仅含有丰富的钙、维生素 D 等，还含有人体生长发育所需的大部分氨基酸，消化吸收率可高达 98%，是其他食物无法比拟的。

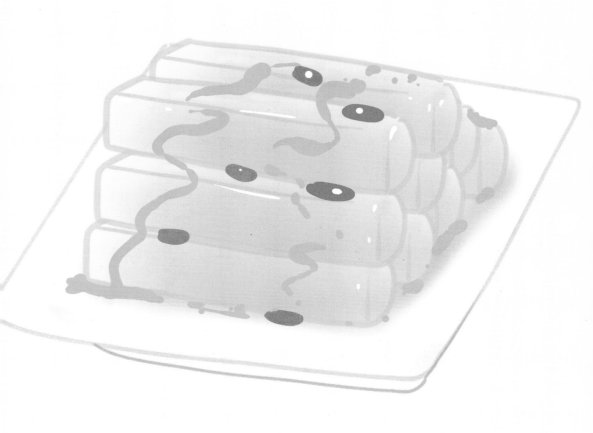

7. 蜜汁山药

材料:
山药 500 克、鸭梨 1 个、苹果 1 个、桂花酱
15 克、白糖 100 克

做法:
(1) 将山药去皮, 清水洗净。将鸭梨、苹果去
皮, 切开, 除核, 切成小丁。
(2) 锅中加入清水, 上火烧开, 放入山药, 汆
一下捞出, 切成 1 厘米长的段。
(3) 砂锅中放入白糖, 加入 250 毫升清水, 上

火烧开, 放入山药段、鸭梨丁、苹果丁, 调微
火煨 20 ~ 25 分钟。
(4) 当山药糯烂时捞出, 整齐地码入圆盘中。
锅中加入桂花酱, 将汁熬浓, 然后浇在山药上
即可。

营养评价:
山药含有淀粉酶、多酚氧化酶等物质, 有利于
脾胃消化吸收功能。

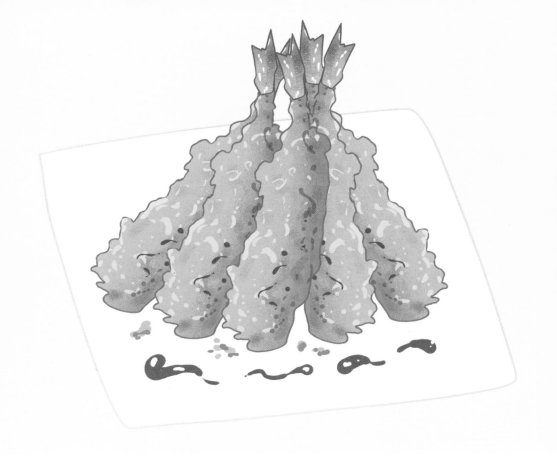

8. 天妇罗

材料:
虾若干只、芹菜叶 20 克、白萝卜 50 克、小麦面粉 130 克、鸡蛋黄 30 克、姜 5 克、花生油 50 毫升、酱油

做法:
（1）冷水中加入蛋黄打散后，再加入面粉轻轻搅拌（不需搅拌得很均匀），调和成带有流状的面衣备用。
（2）虾洗净，去头后除去肠线，剥除虾壳与尾部的剑形尖刺（保留尾壳），用纸巾擦干，再用刀刮除尾壳上含有水分的黑色薄膜，接着在虾腹处斜划 3~4 刀，按压虾背使虾筋断开（虾身拉长，便能炸出笔直不弯曲的虾）。

（3）将虾裹上薄薄的一层面粉，再裹上做好的面衣，放入 180 摄氏度的油中炸至酥脆，捞起沥油。
（4）白萝卜洗净剁碎成泥。
（5）姜去皮切成泥状。
（6）将芹菜叶的一面蘸面粉后，再裹上面衣，放入油锅炸酥，即可与炸虾一同摆盘。
（7）食用前，将白萝卜泥与姜泥拌入酱油中作为天妇罗蘸汁。

营养评价:
虾营养丰富，且肉质松软，易消化，富含磷、钙，尤其对小孩有补益功效。

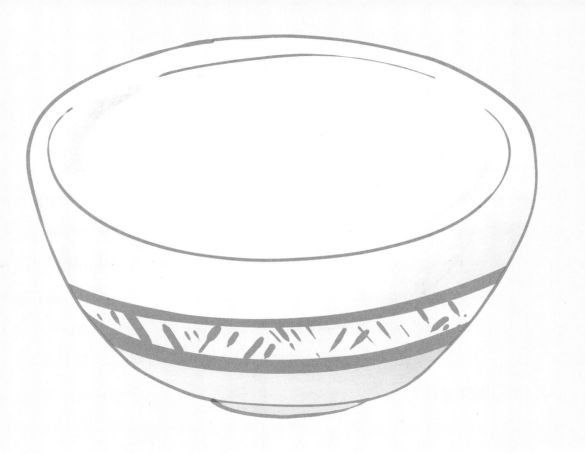

9. 双皮奶

材料：
牛奶 400 毫升、蛋清 2 个、白砂糖 2 勺

做法：
（1）把牛奶倒入锅中煮开（煮久了会破坏蛋白质，也结不起奶皮了），然后倒入碗中（这时可以看到牛奶表面结起一层皱皱的奶皮）。
（2）空的碗中放入 2 个蛋清、2 勺糖，搅匀至糖溶解（不要搅太久，否则就搅泡发了）。
（3）牛奶稍凉后，用筷子把奶皮刺破，再将牛奶慢慢倒入装有蛋清的碗中，搅拌均匀，再沿碗边缓缓倒回留有奶皮的碗中（这时可以看到奶皮会自己浮起来）。
（4）将牛奶放入锅中隔水蒸 10 分钟左右（用筷子从中间插入，没有牛奶流出就说明其已经全部凝结）。

营养评价：
牛奶含有幼儿发育所必需的多种营养元素。

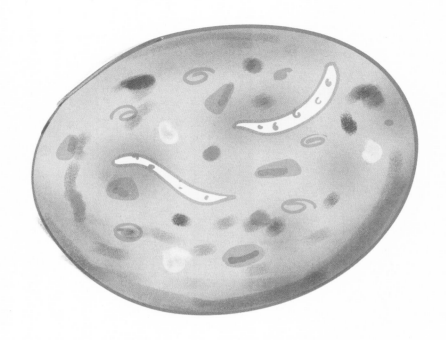

10. 海鲜煎饼

材料：
面粉、猪肉、虾仁、章鱼、墨鱼、鸡蛋、高丽菜、葱花、柴鱼、沙拉酱、海苔、调味酱、油各适量

做法：
（1）做外皮：面粉和适量水（3∶1）调和。
（2）做内馅：猪肉、虾仁、章鱼、墨鱼、鸡蛋1个做成馅。
（3）调好的外皮面粉加入高丽菜、葱花搅拌后，擀成两个圆形面饼，而后在一个面饼上铺一层内馅，再盖上另一个面饼压一下。
（4）平底锅放油，用中火把面饼的一面煎至略带金黄色后翻面，时间为3~4分钟。
（5）翻面后，同样用3~4分钟将另一面煎成金黄色即可。
（6）起锅后，放上柴鱼、沙拉酱、海苔和调味酱就可以了。

营养评价：
此煎饼含有丰富的蛋白质、脂肪、糖类，以及多种维生素和矿物质。